02:00　　　　　　04:30　　　　　　06:30　　　　　　　　09:30

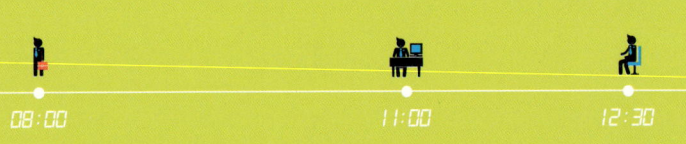

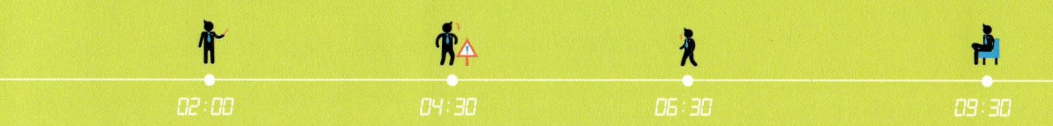

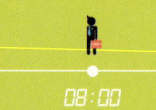

08:00   11:00   12:30

자세부터 잡고 갑시다

잘나가는 직장인의 최강 컨디션의 비밀
자세부터 잡고 갑시다
ⓒ송영민, 2014

초판 1쇄 인쇄 2014년 9월 17일
초판 1쇄 발행 2014년 9월 26일

지은이 송영민
펴낸이 유정연

책임편집 김소영
기획편집 김세원 최창욱 장지연 **전자책** 이정 **디자인** 신묘정 이애리
마케팅 이유섭 최현준 **제작** 임정호 **경영지원** 박승남

펴낸곳 흐름출판 **출판등록** 제313-2003-199호(2003년 5월 28일)
주소 서울시 마포구 동교로 134, 3층(서교동 464-41)
전화 (02)325-4944 **팩스** (02)325-4945 **이메일** book@hbooks.co.kr
홈페이지 http://www.nwmedia.co.kr **블로그** blog.naver.com/nextwave7
출력·인쇄·제본 (주)현문 **용지** 월드페이퍼(주) **후가공** (주)이지앤비(특허 제10-1081185호)

ISBN 978-89-6596-130-7   13510

- 흐름출판은 독자 여러분의 투고를 기다리고 있습니다. 원고가 있으신 분은 book@hbooks.co.kr로 간단한 개요와 취지, 연락처 등을 보내주세요. 머뭇거리지 말고 문을 두드리세요.
- 파손된 책은 구입하신 서점에서 교환해 드리며 책값은 뒤표지에 있습니다.

이 도서의 국립중앙도서관 출판시도서목록(CIP)은 e-CIP홈페이지(http://www.nl.go.kr/ecip)와 국가자료공동목록시스템(http://www.nl.go.kr/kolisnet)에서 이용하실 수 있습니다. (CIP제어번호 : CIP2014025591)

my 는 흐름출판의 생활·예술·에세이 브랜드입니다. Make Your Life, MY!

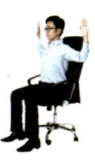

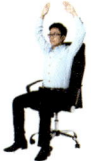

잘나가는 직장인의 최강 컨디션의 비밀
자세부터 잡고 갑시다

송영민 지음

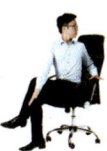

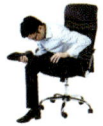

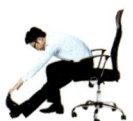

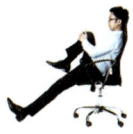

p.r.o.l.o.g.u.e
자세는 삶의 거울이다

당신의 하루를 상상해보라. 아침 출근길 지하철에서 스마트폰으로 뉴스를 확인하거나 게임을 한다. 자가용을 이용한다면, 운전석에 몸이 파묻혀 있거나 아니면 운전대를 향해 턱이 양 어깨보다 더 앞으로 나가 있기 십상이다.

회사에 도착하면 어떤가? 바로 컴퓨터 앞에 앉아 이메일과 오늘 해야 할 업무를 체크한다. 화장실을 가거나 회의실 등으로 잠깐 이동할 때를 제외하고는 책상 앞을 떠날 일이 거의 없다. 눈은 계속해서 모니터 아니면 스마트기기를 주시하고 있다. 팔과 키보드 사이에 올바른 거리를 유지하는 사람은 불행히도 거의 보지 못했다. 머리는 마치 거북이처럼 앞으로 나와 있고, 등은 새우처럼 구부정하게 굽어 있을 것이다.

그렇게 하루가 저물고, 다음날 아침이 밝아오면 똑같은 일상이 반복된다. 그러다 보면 어느 날 당신의 몸에서 삐거덕거리는 소리가 들려오기 시작한다.

목이 뻣뻣해지고 어깨가 뭉치며, 허리는 통증으로 욱신거린다. 때때로 머리가 지끈거리는 두통까지 찾아온다. 이렇게 몸 구석구석 통증이 느껴지면 당신은 병원에 가서 물리치료를 받거나 한의원에 가서 침을 맞는다. 어떤 이는 피트니스클럽에 등록하기도 한다. 하지만 그 효과는 잠시뿐, 치료를 받을 땐 나아지는 것 같아도 시간이 지나면 다시 통증이 발생한다. 결국 만성이 된 통증을 익숙하게 안고 그냥 살아가는 경우가 대부분이다.

그러나 진짜로 돌이키기 힘든 만성이 되기 전에 반드시 적신호를 켜야 한다. 이 책이 나온 이유이다.

ET를 닮은 직장인들

진화론적 심리학자들의 재미있는 주장을 소개한다. 그들은 영화 ET의 캐릭터가 사무직 근로자의 작업 모습을 모티브로 만들어졌다고 말한다. ET의 앞으로 튀어나온 머리와 얼굴 정면에 크게 달린 눈은 모니터를 잘 보기 위해 애쓴 사무직 근로자들의 진화된 모습이며, 손끝이 길고 뭉툭한 것은 키보드를 빠르게 치기 위해서라고 말한다. 또한 ET의 배가 볼록한 것은 거의 움직이지 않아 내장지방이 쌓인 것이며, 짧은 다리 역시 앉아서만 일하기 때문이라는 것이다. ET 이야기는 그저 재미있는 농담일지 모른다. 하지만 여기에 웃지 못할 중요한 사실이 숨어 있다. 당신은 결코 편하게 앉아서 키보드 자판을 두드리는 것이 아니라 컴퓨터에 몸을 맞춰가며 의자에 갇혀 불편하게 작업을 하고 있다는 점이다.

서 있을 때보다 앉아 있을 때 허리가 더 아프다

사무직 근로자들은 편하게 일한다는 편견이 있다. 당장은 앉아서 일하면서 컴퓨터 키보드를 두드리는 게 무거운 물건을 들고 나르고 옮기는 일에 비해 편해 보일지 모른다. 하지만 세상에 쉬운 일은 없는 법. 사무직 근로자들이 장기적으로 겪게 될 많은 건강 위험 요소들은 언뜻 겉으로 드러나질 않아서 더 위험하다.

실제로 스웨덴의 정형외과 의사 나켐슨Nachemson은 서 있는 자세보다 앉아 있는 자세에서 허리 부담이 약 1.4배나 높다는 연구결과를 발표하기도 했다. 구부정한 자세를 할 경우엔 허리에 실리는 부담이 약 1.8배까지 올라가고, 과체중인 경우엔 2배 이상이 실린다고 한다.

또한 앉아서 일을 하게 되면 특별한 무언가를 하지 않아도 근육 길이에 영향을 미쳐 자세 균형이 무너진다. 체코의 물리치료사 얀다Yanda는 현대인들에게서 가슴 근육, 어깨올림 근육, 뒤 허벅지 근육과 같이 특정 근육은 짧아지고, 등 근육, 엉덩이 근육과 같이 특정 근육은 길어지면서 자세 불균형이 나타남을 증명했다.

마지막으로 장시간 앉아서 일을 하는 사람은 그렇지 않은 사람에 비해 사망률이 높다. 이는 신체활동 부족에 따른 질병이 발생하기 때문인데, 미국에서는 이를 사망증후군SeDS, Sedentary Death Syndrome라는 용어로 부른다. 사망증후군은 흡연 다음으로 미국인들의 건강을 위협하는 요인으로 알려져 있다.

바른 자세는 문화다

'자세'에서 시작한 이야기가 '사망'까지 운운하다니, 너무 과장하는 것은 아니냐고 항의해도 어쩔 수 없다. 바른 자세의 중요성은 아무리 강조해도 지나치지 않을 만큼, 우리 직장인들은 장기적인 자세 불량이 가져올 위험을 너무 무시한다.

자세란 삶의 거울과도 같다. 자세는 당신의 현재를 나타내는 동시에 그 모습을 통해 과거도 유추할 수 있다. 나아가 미래까지 설계할 수 있다. 자세가 나빠졌거나 통증이 있다면 당신의 삶에 문제가 생겼다는 것을 의미한다.

얼마 전 내가 강연해 온 S전자 내의 한 부서 사무실을 들렀다 깜짝 놀란 적이 있다. 대부분 자리들의 모니터 높이와 사람 시선과의 거리, 키보드 및 마우스 위치가 인간공학적으로 매우 잘 정리되어 있었던 것이다. 그리고 직원들이 일정 시간 간격으로 알람처럼 울리는 스트레칭 프로그램을 활용하여 운동과 휴식을 취하는 모습이 발견되었다. 약 1년여 전의 모습과 비교할 때 100명이 넘는 부서원 모두가 이런 정리를 했다는 점은 엄청난 변화였다. 내가 진행한 상담프로그램과 건강메일 그리고 강의 활동을 통해 드디어 그 부서에 자세 건강 문화가 자리 잡은 것이다.

바른 자세습관이 문화로 자리 잡는 일은 멀지 않은 곳에서 시작될 수 있다. 변화는 당신으로부터 시작된다. 그동안 구부정한 자세로 일을 했거나, 다리를 한 쪽으로 꼬는 습관을 가지고 있었거나, 마우스를 너무 먼 곳에 놓고 일을 해 왔거나 또는 규칙적인 운동이나 스트레칭을 하지 않았거나 하는 등 자신이 스스로 문제를 만든 경우가 대부분이므로 해결책도 의외로 쉽다. 이 책에서 말하는 몇 가지만 유념하고 실천해도 건강과 업무 생산성, 두 마리 토끼를 잡을 수 있다.

실제로 자세를 바로 잡으면 훨씬 좋은 컨디션으로 일할 수 있다. 그만큼 업무에 더 집중할 수 있고, 효율성도 눈에 띄게 높아지는 것을 나는 직접 확인했다. 또한 균형 잡힌 신체는 좌우 뇌의 기능을 높여주어 창의적인 아이디어를 이끌어내는 데도 도움을 준다.

자세건강에 대한 가치는 직업의 형태와 종류를 망라하고 누구에게나 소중하다. 그럼에도 불구하고 책의 구성을 위해 사무직 근로자들의 자세건강에 초점을 맞추게 되었다. 일선에서 최선을 다해 일하는 사무직 외 다양한 직업군의 근로자들에게 양해 말씀을 구한다. 물론 이 책에 소개한 자세건강의 원리는 누구에게나 적용 가능한 것임을 밝힌다.

《자세부터 잡고 갑시다》를 읽는 모든 사람들이 만성통증에서 해방되고, 건강을 챙기면서 일도 잘하는 데 직접적인 도움을 얻으리라 믿는다.

- 송영민

c.o.n.t.e.n.t.s

prologue ☞ p.4

chapter 1
당신의 자세는 정상인가

상자를 제대로 쌓아라 ☞ p.16
머리를 어디에, 어떻게 둘 것인가 ☞ p.22
의자에 파묻혀버린 직장인들 ☞ p.25
내 자세는 바른 자세인가 ☞ p.28
나쁜 자세 4종 세트 ☞ p.33
바른 자세 4종 세트 ☞ p.38

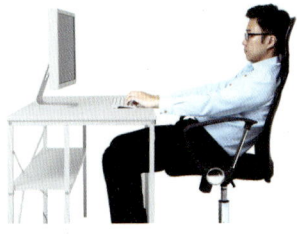

chapter 2
왜 다리를 한쪽으로만 꼬고 앉을까

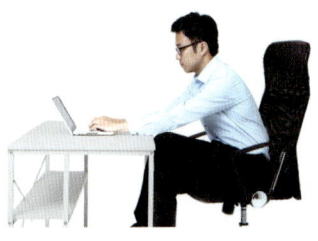

p.52 ☞ 눈을 감고도 자수를 놓을 수 있다
p.55 ☞ 척추를 위협하는 나쁜 자세습관
p.57 ☞ 달리는 폭주기관차
p.59 ☞ 당신도 꼬부랑 할머니가 될 수 있다
p.61 ☞ 나쁜 자세습관을 리마인드 하라
p.63 ☞ 직장인의 나쁜 자세습관
p.70 ☞ 잠깐 휴식을 취하라

chapter 3
업무환경이 당신의 자세를 만든다

움직이는 인체를 만들어보라 ☞ p.76
자세 조종은 소뇌가 책임진다 ☞ p.78
왜 그는 감각신경이 무너졌을까 ☞ p.81
모니터 높이를 높여라 ☞ p.84
모니터를 정면에 놓아라 ☞ p.86
마우스와 키보드를 몸통으로 끌어당겨라 ☞ p.88
의자 높이를 높여라 ☞ p.90
책상 위를 바꿔라 ☞ p.94

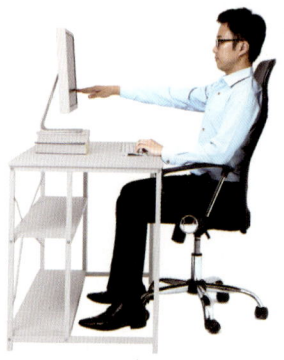

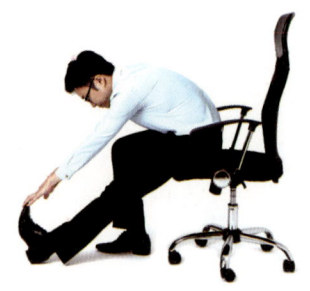

chapter 4
바른 자세를 위한 1분 오피스 운동법

p.100 ☞ 진통제는 만병통치약이 아니다
p.103 ☞ 목 통증은 전신운동으로 해결하라
p.108 ☞ 통증은 '을'에서 일어난다
p.113 ☞ 뿌리가 약하면 줄기에 힘이 없다
p.116 ☞ 척추의 중앙 미드필더를 살려라
p.120 ☞ 허리가 아플 땐 허리 운동을 하지 않는다?
p.125 ☞ 골반의 아치구조를 이해하라
p.131 ☞ 당신의 손목을 보호하라
p.136 ☞ 엄지손가락에게 휴식을

chapter 5
하루 10분, 21일 리프레시 자세 교정운동법

p.140 ☞ 운동을 왜 해야 하는가
p.142 ☞ 하루 10분, 21일만 투자하라
p.145 ☞ 어떻게 실행해야 하는가

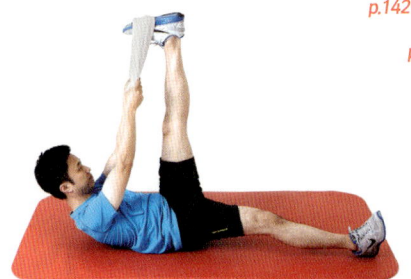

chapter 6
내 몸에 맞춘 1 대 1 자세 트레이닝

거북목 자세 교정운동법 ☞ p.152
새우등 자세 교정운동법 ☞ p.162
일자등 자세 교정운동법 ☞ p.170
굽은 어깨 자세 교정운동법 ☞ p.178
일자허리 자세 교정운동법 ☞ p.188
과전만허리 자세 교정운동법 ☞ p.200
골반불균형 자세 교정운동법 ☞ p.210
팔꿈치와 손목 자세 교정운동법 ☞ p.218

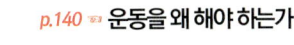

어디가 아프세요? 통증 부위

- 머리
- 등 – 어깨
- 허리 – 골반
- 팔꿈치 – 손목

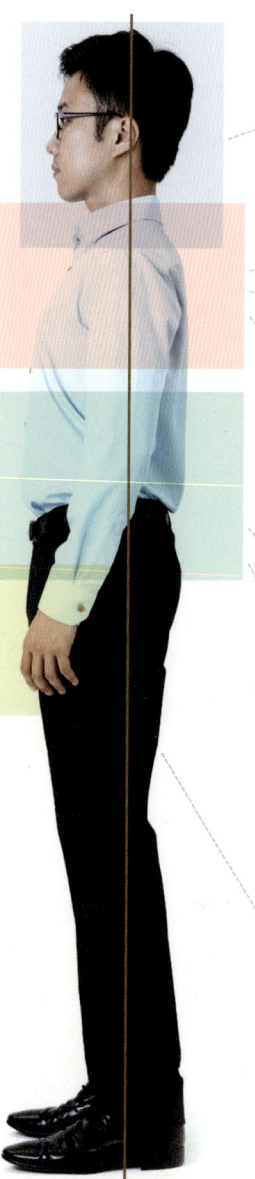

어떻게 아프세요? 통증 유형

- 목과 어깨가 자주 결리고 뭉친다

- 등이 쉽게 뻐근해지고 결린다
- 바닥에 바로 눕기가 힘들다

- 등을 세울 때 불편하다
- 같은 자세를 유지하기가 어렵다

- 어깨를 움직일 때 불편하다
- 어깨가 처져 있다

- 허리가 자주 아프고 욱신거린다
- 허리를 숙이거나 젖힐 때 아프다
- 다리가 저리다

- 엉치뼈가 빠질 것처럼 아프다
- 치마가 자주 돌아가거나 양쪽의 바지 길이가 다르게 느껴진다

- 팔꿈치와 손목이 자주 아프고 붓는다

스마트폰 사진 테스트	자세 유형	리프레시 자세 교정운동법
• 머리가 몸통보다 앞으로 튀어나와 있다 • 고개가 기울어져 있다	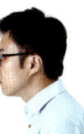 거북목-일자목	**거북목 자세 교정운동법** ☞ *p.152*
• 구부정한 자세를 취하고 있다	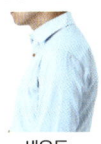 새우등	**새우등 자세 교정운동법** ☞ *p.162*
• 등이 곡선 없이 일자로 세워져 있다	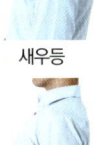 일자등	**일자등 자세 교정운동법** ☞ *p.170*
• 앞에서 보았을 때 손등이 많이 보인다	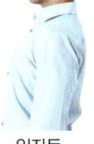 굽은 어깨	**굽은 어깨 자세 교정운동법** ☞ *p.178*
• 등과 허리가 모두 일자로 펴져 있다	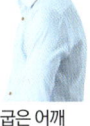 일자허리 I	**일자허리 자세 교정운동법** ☞ *p.188*
• 허리는 일자로 펴져 있고, 무릎은 구부러져 있다 • 배를 앞으로 내밀고 있다	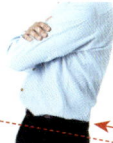 일자허리 II	**과전만허리 자세 교정운동법** ☞ *p.200*
• 무릎이 펴져 있고, 허리를 뒤로 젖히고 있다 • 배를 내밀고 있다	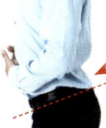 과전만허리	**골반불균형 자세 교정운동법** ☞ *p.210*
• 골반의 높이가 서로 다르다 • 몸 전체가 한쪽으로 기울어져 있다 • 다리 길이가 다르다	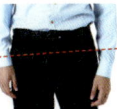 골반불균형	**팔꿈치와 손목 자세 교정운동법** ☞ *p.218*

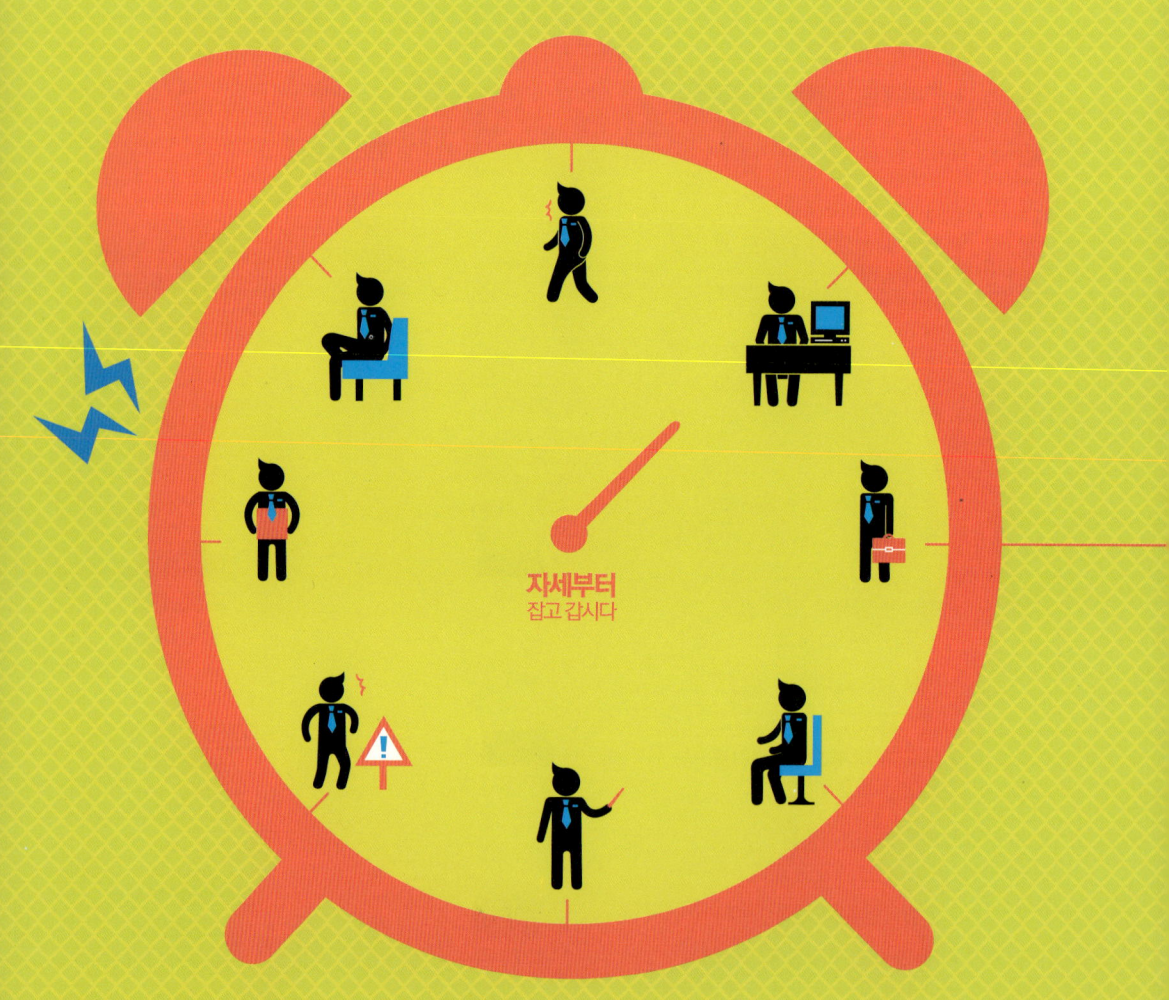

chapter
1

당신의 자세는 정상인가

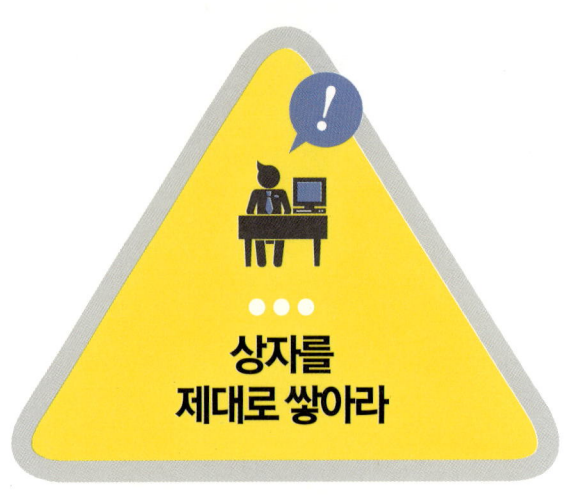

개가 허리 디스크에 걸렸다는 말을 들어본 적이 있는가? 물론 사람만큼은 아니지만 개도 허리 디스크에 걸린다. 개가 허리디스크에 걸리는 경우는 딱 두 가지다. 첫 번째는 두 발로 서서 주인에게 애교를 피울 때. 두 번째는 닥스훈트처럼 허리가 긴 유전자 개량종인 경우다. 허리를 세운다는 것은 척추동물에게 큰 부담일 수밖에 없다. 인생의 대부분을 허리를 세우고 생활하는 사람은 개보다 더욱 '자세'에 신경을 써야만 한다.

다음의 그림을 자세히 보자. 왼쪽이 바른 자세를 하고 있는 사람이고, 오른쪽이 나쁜 자세를 하고 있는 사람이다. 이 두 그림을 10초간 집중해 보면서 다른 점을 찾아보자. 등의 모양, 배가 나온 정도, 머리의 위치 등을 자세히 살펴보자. 차이점을 발견했는가?

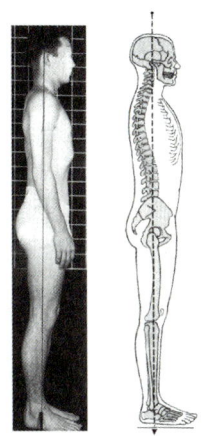 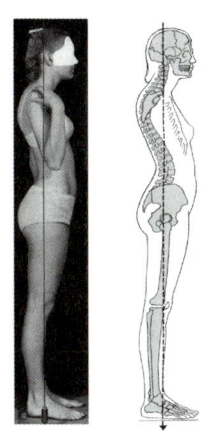

바른 자세와 나쁜 자세

이 그림을 본 사람들의 대부분은 "머리가 앞으로 나와 있어요.", "등이 굽어 있어요."라고 답한다. 자, 그럼 다음의 그림을 보자.

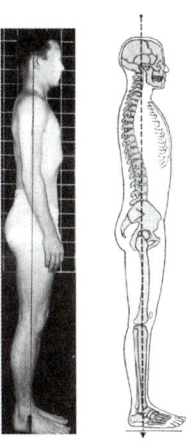 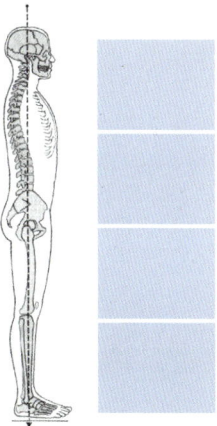 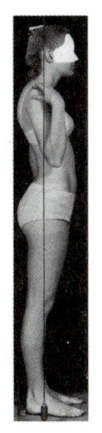 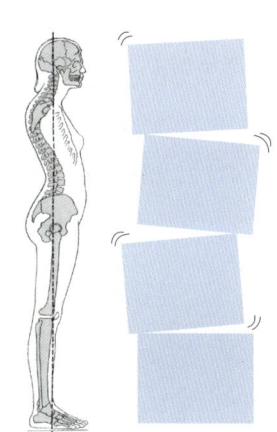

바른 자세와 나쁜 자세의 상자 쌓기

이제 차이점을 찾았는가? 자세는 마치 상자 쌓기와 같다. 바른 자세의 사진을 보면, 인체의 각 상자들은(발목 상자, 무릎 상자, 배 상자, 등 상자, 머리 상자) 모두 가지런히 쌓여져 있다. 이런 상태에서는 큰 힘을 들이지 않고도 몸을 바로 세울 수 있다. 그러나 나쁜 자세의 경우, 인체의 각 상자들이 서로 어긋나 있고, 겨우 중심을 맞추고 있다. 배 상자는 앞으로 나와 있고, 등 상자는 뒤로 밀려 있으며, 머리 상자는 중심을 맞추기 위해 앞으로 툭 나와 있다. 이런 상태에서는 특정한 부위에 스트레스가 가해져 상자의 일부가 손상되기 쉽다.

당신이 목과 어깨가 아파서 병원에 갔다고 가정해보자. 엑스레이를 찍었더니 거북목(일자목증후군)이라는 진단과 함께 거북목 교정처방을 받았다. 당신은 척추교정을 받거나 거북목 교정운동법을 열심히 따라할 것이다. 그리고 바른 자세를 하려고 일하면서 수시로 머리를 뒤로 집어넣는 연습을 할 것이다. 그러나 머리 상자만 집어넣는다고 해서 자세 교정은 쉽게 되지 않는다. 신체 전반적으로 무게중심이 맞지 않기 때문이다. 머리 상자를 집어넣으려면 등을 세워야 하고, 등을 세우려면 배를 집어넣어야 한다.

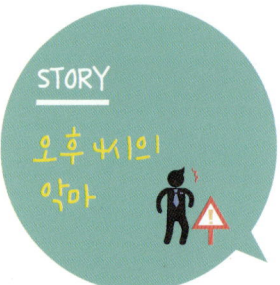

STORY
오후 4시의 악마

S사에 근무하는 3년차 사무직 근로자 K씨는 6개월 간 목과 어깨 통증에 시달렸다. 매일 오후 4시만 되면 목 뒤가 뭉치고 어깨가 심하게 결렸다. 그는 오후 4시가 마치 악마의 시간처럼 느껴졌다. 아플 때면 주로 한의원에서 침을 맞거나 동료에게 목과 어깨를 주물러달라고 했다. 그러나 효과는 그때 뿐이었다. 시간이 지나면 오후 4시의 악마가 다시 나타나 그를 끊임없이 괴롭혔다.

나는 상담을 통해 그의 업무자세가 매우 나쁘다는 걸 알게 됐다. 그는 거북목 자세와 구부정한 자세를 취하고 있었다. 업무에 집중을 하다 보니 자신도 모르게 모니터를 향해 고개를 점점 내밀고, 구부정한 자세를 취하게 된다고 했다. 이 문제를 해결하기 위해 나는 K씨에게 티슈통을 이용한 자세 교정법과 쉬는 시간마다 사무실에서 할 수 있는 목 교정운동을 지도했다.

2주일이 지나 K씨에게 연락이 왔다.

"처음에는 바른 자세를 하는 것이 어색했어요. 바른 자세를 해도 목과 어깨가 쉽게 풀리지도 않았고요. 그러나 인내심을 가지고 매일 아침 10분씩 티슈통을 이용해서 자세 교정운동을 하고, 틈날 때마다 스트레칭을 했습니다. 처음엔 큰 변화를 느끼지 못했지만 2주 정도 해보니 이제는 오후 4시가 되어도 아프지 않습니다. 약간 뻐근한 느낌은 남아 있지만 전처럼 일에 지장을 줄 정도는 아니에요."

거북목과 굽은 어깨를 교정하는 티슈통 자세 교정법을 소개한다. 이 교정법은 등과 어깨를 펴는 근육을 자극하여 거북목과 굽은 어깨, 굽은 등을 반듯하게 만들어준다. 하루 10분씩 3회 실시한다. 출근하고 한 번, 오후 업무 시작 전에 한 번, 오후 3~4시 사이에 한 번 실시하라.

직사각형 모양의 티슈통을 준비하자. 티슈통을 세로로 세워서 등받이와 등 사이에 끼워놓는다. 날개뼈 사이에 놓인 티슈통을 놓고 가볍게 감싸는 느낌으로 가슴과 어깨를 펴준다. 목이 너무 긴장되지 않는 범위 내에서 허리를 펴고 턱을 당기며 머리를 집어넣는다.

척추의 2가지 기능

척추를 가만히 살펴보면 알파벳 S자를 닮아 있다. 목과 허리는 약간 안쪽으로 들어간 곡선 형태고, 등은 뒤로 나온 모양을 하고 있다. 그런데 척추는 태어날 때에는 S자가 아닌 C자 형태를 하고 있다. 엄마 뱃속에서는 몸을 웅크리고 있는 것이 편하기 때문이다.

이렇게 C자 형태의 척추를 가지고 태어난 아기는 자라면서 점점 몸을 펴기 시작한다. 태어난 지 몇 달이 지나 뒤집기를 하면서 머리를 들기 시작하고, 고개를 젖히면서 목을 가눌 준비를 한다. 이때 목의 곡선이 생기기 시작한다. 그 후, 1년 정도가 지나서 걸음마를 시작할 즈음 허리 곡선이 생기기 시작한다. 그러면서 점점 뼈와 인대가 굳어지고 근육이 자라면서 척추는 점점 S곡선의 형태로 바뀐다. 결국 척추의 S곡선은 중력에 대해서 몸을 세우기 시작하면서 만들어진 것이다.

척추 곡선은 크게 두 가지 기능을 가지고 있다. 첫 번째는 체중을 지지하고 충격을 흡수하는 기능이다. 움직이거나 자세를 유지할 때 마치 스프링처럼 힘을 분산하고 흡수하는 역할을 한다. 그런데 이 기능만 있다면 척추가 보다 구불구불하고 확실한 S자 형태로 구조를 이루는 게 좋을 것이다. 그러나 척추가 완전한 S자 형태를 띠기 보다는 조금은 펴진 완만한 S자 형태를 그리

척추의 S자 곡선

고 있다. 이것은 척추의 두 번째 기능 때문이다. 척추는 신경이 지나가는 통로로서의 기능을 한다. 신경의 고속도로라 불리는 척수신경이 지나갈 수 있는 연결관 역할을 한다. 이 기능을 충족시키려면 곡선형태보다는 직선형태가 유리하다. 이런 모순된 두 가지 기능을 모두 충족시켜야 하다 보니 인체 나름대로 절충안이 필요했을 것이다. 결국 약간 완만한 형태의 S자 곡선을 유지하게 되었고, 이 S자 곡선은 척추 건강의 척도로 여겨진다.

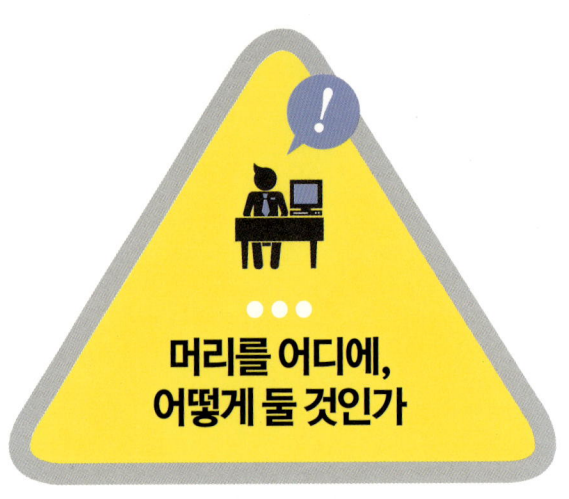

머리를 어디에, 어떻게 둘 것인가

우리는 평소 나쁜 자세습관과 생활습관, 주위 환경들로 인해 목을 앞으로 내밀고 구부정한 자세를 취한다. 이 자세는 거북목증후군을 유발시키고 목과 어깨에 통증을 일으킨다. 왜 그런 것일까?

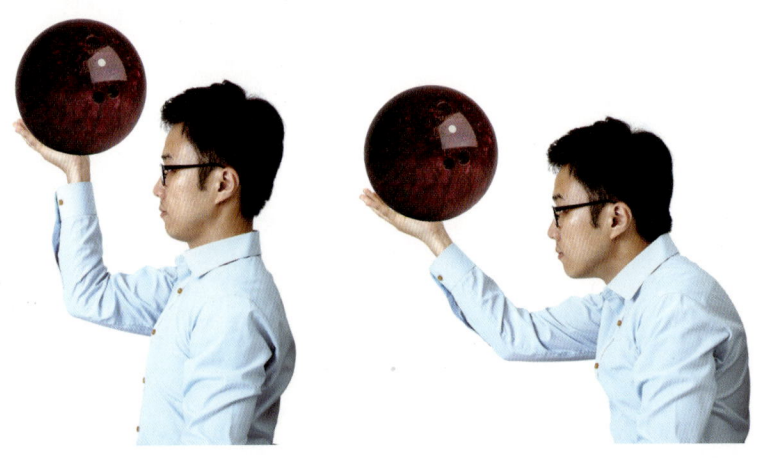

미국 출신의 자세전문가 스티븐 웨니거가 이런 실험을 했다. 당신은 약 5kg 정도 되는 볼링공을 들고 있다. 팔을 수직으로 든 채로 이 볼링공을 8시간 들고 있다고 가정해보자. 이때, 팔 앞쪽 근육에 실리는 부담을 상상해보자. 이번에는 팔을 30도 정도 앞으로 기울여 들어보자. 2가지 경우 중 어느 자세에서 팔의 피로감이 더 빨리 올까? 당연히 후자의 경우일 것이다.

이제 그 손 위에 볼링공 대신 당신의 머리를 떠받쳐보자. 성인 남성의 평균 머리 무게는 4~5kg 정도로 볼링공과 같다. 거북목 자세에서는 이 무거운 머리는 물리적으로 떨어져야 마땅하다. 그러나 절대 떨어지지 않는다. 무언가가 머리를 잡아주고 있기 때문이다. 바로 목 뒤와 어깻죽지 근육들이 머리를 잡아주는 역할을 하고 있는 것이다.

그래서 머리를 몸통 위에 바르게 올려놓고 있을 때보다 거북목 자세에서 목 뒤나 어깻죽지 근육에 피로감이 빨리 오게 된다. 이런 피로감이 만성이 되면 근육의 긴장과 경직을 유발하게 되고, 이는 곧 통증으로 바뀐다. 심한 경우에는 목 디스크를 유발하기도 한다. 이때 해결법으로 관절을 풀어준다거나 스트레칭으로 근육을 이완하는 방법을 취하기도 한다. 하지만 이는 근본적인 해결법이 아니다. 무거운 머리를 어디에 어떻게 놓느냐를 먼저 생각해야 한다.

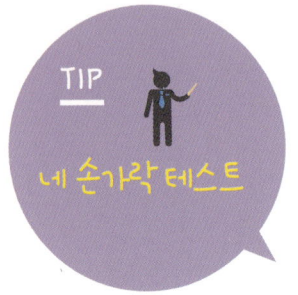
TIP
네 손가락 테스트

이 방법은 X-레이를 찍지 않아도 쉽게 거북목증후군을 알아낼 수 있다. 일을 하다가 가끔씩 주먹을 목 앞에 대보자. 턱과 주먹 사이에 공간이 남지 않도록 가슴을 세우고, 턱을 집어넣어 보자.

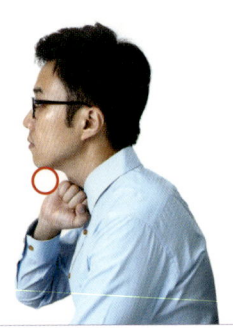 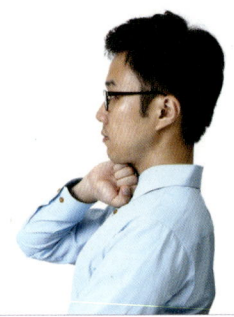

1 >>>> 주먹을 쥔다.
2 >>>> 양쪽의 쇄골이 만나는 지점과 턱 사이에 주먹을 뒤집어 넣는다.
3 >>>> 목 아래에서부터 손가락의 등 부분이 목에 닿도록 한다.
4 >>>> 이때 턱과 주먹 사이에 공간이 남아 있으면 머리를 앞으로 내밀고 있는 경우다.

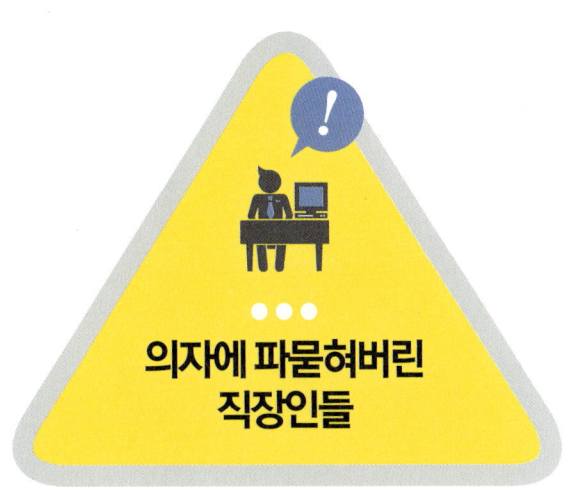

하루 종일 의자에 앉아 있는 사무직 근로자들은 엉덩이를 의자 끝까지 붙이고 앉아 일을 하는 경우는 드물다. 대부분 의자 등받이에 등만 기댄 자세를 취한다.

많은 사람들이 상체를 앞으로 숙이고 일을 하다가도 이내 불편해지면 그림과 같은 자세를 취한다. 이 자세를 취할 때 허리 부분은 허리 곡선을 유지하지 않고 반대로 펴져 있다.

이때 허리 뒤쪽의 근육이 늘어나면서 잠깐 동안은 허리 근육 스트레칭의

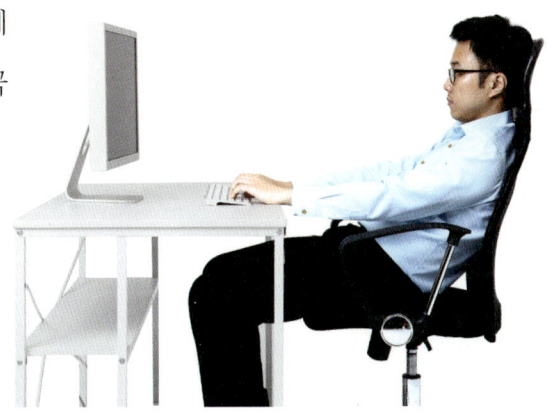

효과를 볼 수 있다. 하지만 이 상태가 오래 지속되면 근육이 긴장을 하게 되고, 근육의 탄력이 줄어들어 근력이 약해진다. 또한 척추에 실리는 압력도 낮아진다. 결국 요통과 함께 허리 디스크가 뒤로 밀려나오고 신경을 압박한다. 압박 받은 신경으로 인해 허리는 통증이 더 심해지고, 다리가 저려오는 증상까지 생긴다. 즉, 이런 자세는 허리 곡선을 무너뜨리면서 허리 디스크를 유발하는 데 주요한 원인이 된다.

이 자세는 30초 이내로 실시했을 때는 허리 근육 스트레칭에 도움이 되지만, 30초가 지난 이후부터는 허리 디스크로 발전하기 쉬운 자세임을 명심해야 한다.

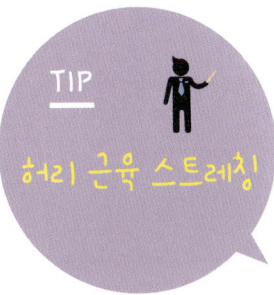

TIP
허리 근육 스트레칭

허리 근육의 스트레칭과 강화를 동시에 할 수 있는 운동으로 건강한 허리 곡선을 유지하는 데 효과적이다.

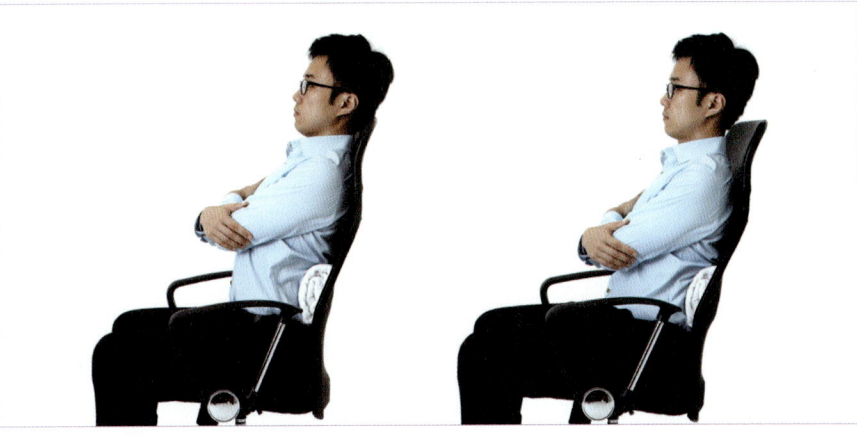

1 ≫ 의자 등받이를 고정한다.
2 ≫ 수건 한 장을 말아 의자 등받이와 허리 사이에 놓는다.
3 ≫ 배를 집어넣으며 허리로 수건을 누르고 5초간 유지한다.
4 ≫ 다시 수건과 허리 사이에 공간이 생기도록 허리를 편 뒤 5초간 유지한다.
5 ≫ 10회 실시한다.

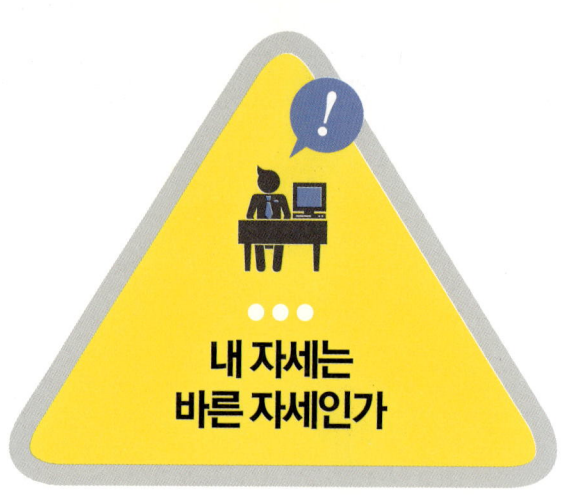

지금까지 바른 자세가 왜 중요하고, 바른 자세를 하지 않으면 왜 통증이 쉽게 일어날 수 있는지 알아보았다. 이 장에서는 내 자세를 분석해보자. 내 자세가 바른지, 잘못되었는지를 알 수 있는 쉽고 간단한 방법이 있다. 바로 '스마트폰 사진 테스트'다.

　문구점에서 파는 동그란 색깔 스티커(지름이 큰 것으로)를 준비하자. 자세를 잘 관찰할 수 있도록 몸에 달라붙는 옷을 준비한다. 수평을 확인할 수 있는 벽면이 있는 장소에서, 지인의 도움을 받아 2장의 전신 사진(측면자세, 정면자세)을 촬영한다. 사진을 찍을 때는 화면 격자 기능을 이용하여 최대한 수평을 유지한다. 카메라의 높이는 배꼽 정도에 맞추어서 촬영하고, 머리부터 발끝까지 모두 나오도록 찍는다.

측면자세 촬영

옆모습을 한 채로 벽 앞에 선다. 이때는 최대한 평소처럼 편하게 선다. 그리고 귀, 어깨, 고관절, 무릎, 복숭아뼈에 차례로 스티커를 붙인다. 전신이 다 나오도록 카메라 앵글을 잡고, 최대한 수평을 유지할 수 있도록 화면 격자 기능을 이용해 촬영한다. 카메라의 높이는 배꼽 정도에 맞춘다. 사진을 촬영한 뒤 각각의 관절에 붙인 스티커들이 일직선이 되는지 확인한다. 그런 다음 아래 그림과 같이 각각 머리 상자, 등-어깨 상자, 허리-골반 상자를 확인한다. 그리고 내가

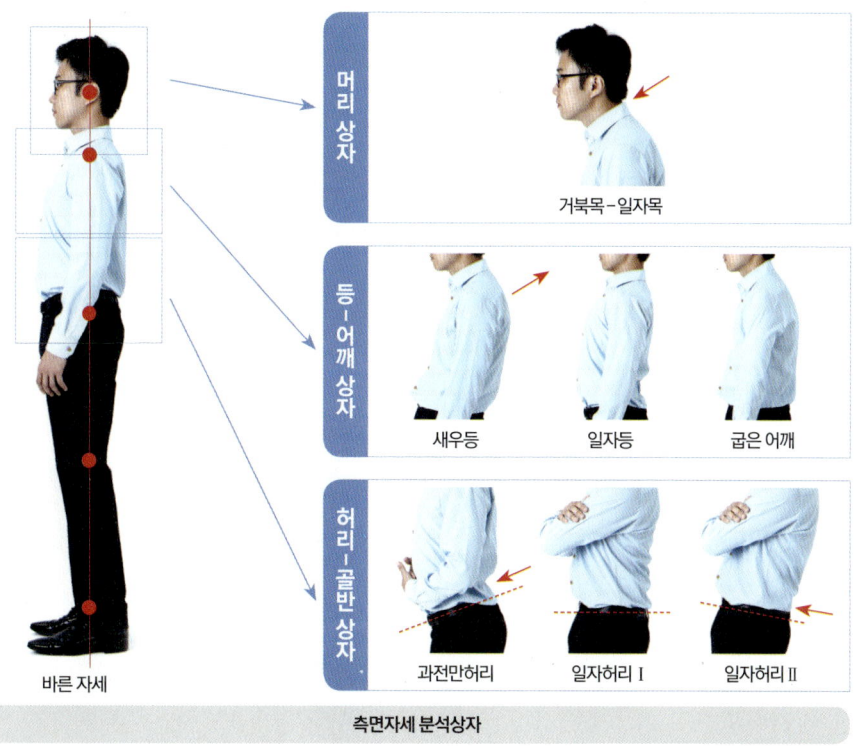

측면자세 분석상자

해당하는 나쁜 자세를 관찰한다.

- 거북목-일자목은 목의 곡선이 없이 일자로 펴져 있고, 어깨에 비해 귀가 앞으로 나와 있다. 또한 머리의 위치가 몸통보다 앞으로 나와 있다.
- 새우등은 등의 곡선이 지나치게 휘어져 있으며, 등이 구부정한 자세를 하고 있다. 등이 다른 사람들에 비해 유독 튀어나와 있거나 굽었다는 이야기를 많이 듣는다면 새우등일 가능성이 높다.
- 일자등은 등의 곡선이 없이 펴져 있는 형태를 말한다. 등을 손으로 만져보면 곡선이 느껴지지 않고 막대기처럼 일직선으로 되어 있다. 날개뼈가 척추 쪽에 지나치게 가까운 모양을 하고 있다.
- 굽은 어깨는 어깨가 안쪽으로 굽어 있는 자세를 말한다. 어깨 앞에 옷 주름이 많이 접혀 있거나 정면에서 보았을 때 손등이 많이 보인다면 굽은 어깨일 가능성이 높다.
- 과전만허리는 허리를 지나치게 젖히고 있는 자세를 말한다. 허리 안쪽이 깊숙이 들어가 있거나 배를 약간 내밀듯이 허리를 펴고 있다면 과전만허리일 가능성이 높다.
- 일자허리 I 는 허리를 숙인 듯한 느낌으로 구부리고 있는 자세다. 손으로 허리를 만져보면 허리가 안으로 들어가 있지 않고 편평하다.
- 일자허리 II 는 배를 앞으로 내밀고, 허리가 일자 형태다. 어깨나 등에 비해 허리와 골반이 앞으로 밀려 있으며, 허리를 만져보면 곡선이 잘 느껴지지 않는다.

정면자세 촬영

앞을 바라보며 벽 앞에 선다. 이때도 최대한 평소처럼 편하게 선다. 지인의 도움을 이용해 미간 중앙, 좌우 귀, 좌우 어깨, 명치, 배꼽, 좌우 골반 앞쪽 뼈, 좌우 무릎, 좌우 발목뼈에 차례로 스티커를 붙인다. 전신이 다 나오도록 카메라 앵글을 잡고 최대한 수평을 유지할 수 있도록 화면 격자 기능을 이용해 촬영한다. 카메라의 높이는 배꼽 정도에 맞춘다. 그런 다음 아래 그림과 같이 각각 머리 상자, 어깨 상자, 골반 상자를 확인하여 고개 기울어짐, 어깨 높이, 골반

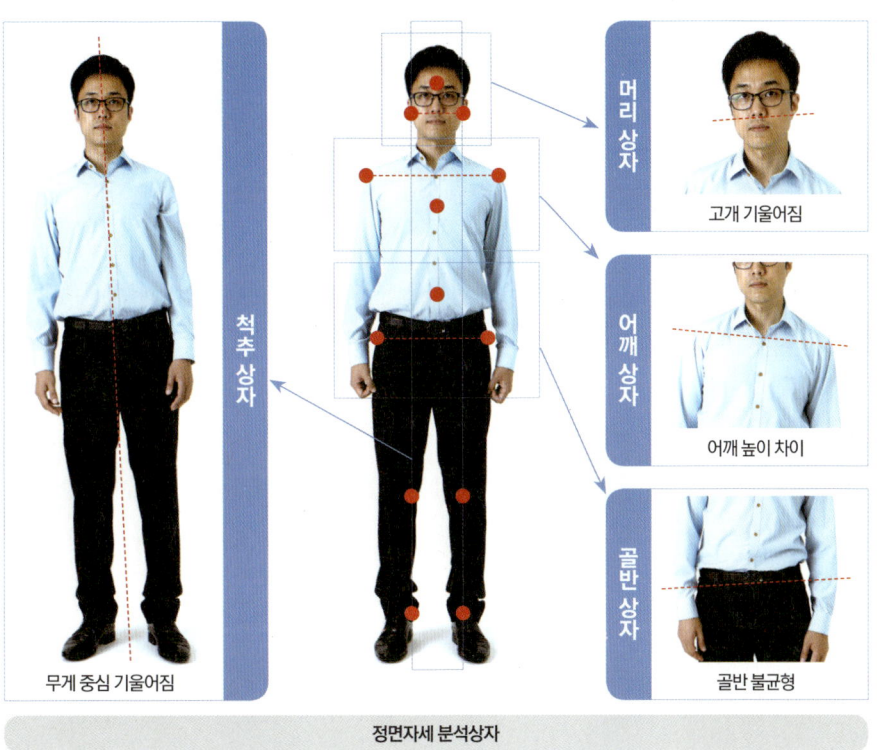

정면자세 분석상자

높이가 같은지 확인한다. 그리고 척추 상자를 통해 미간 중앙과 명치, 배꼽 그리고 발과 발 사이 중앙이 직선이 되는지 확인한다. 나쁜 자세를 가지고 있다면 직선이 아닌 좌우로 기울어져 있을 것이다.

- 머리 상자에서는 고개의 기울어짐을 관찰한다. 귀의 높이가 같은지를 확인한다. 한쪽으로 고개가 기울어져 있다면 목 근육이 불균형일 가능성이 높다.
- 어깨 상자에서는 어깨의 높이 차이를 확인한다. 어깨 높이가 차이난다면 어깨 근육이 불균형하거나 등 부위 척추가 휘어져 있을 가능성이 높다.
- 골반 상자에서는 골반이 틀어져 있는지를 관찰한다. 골반 앞쪽에 가장 튀어나온 뼈의 위치를 관찰한다. 좌우 골반뼈의 높이가 다르다면 골반이 불균형일 가능성이 높다.

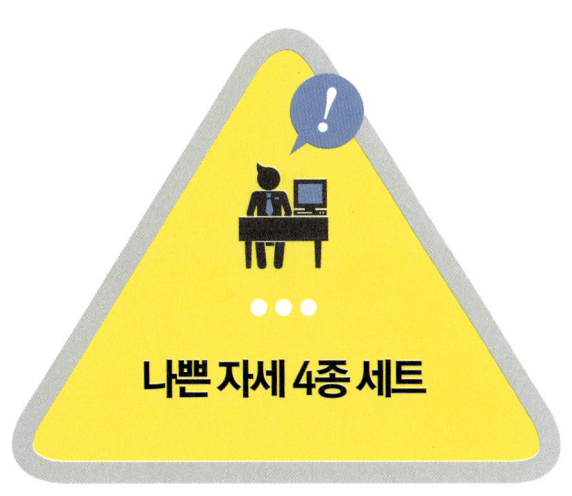

자세는 한 가지 원인에 의해서 나빠지기보다는 여러 가지 요인들에 의해 나빠진다. 예를 들어 거북목 자세는 새우등 자세와 관련이 있고, 일자허리 자세는 골반불균형 자세와 관련이 있다. 그러므로 통증에 따른 한 가지 자세만을 관찰하기보다는 전신자세를 관찰하여 다른 신체 부위에도 어떤 자세 변형이 관련되어 나타나는지 확인하는 것이 필요하다.

일반적으로 많은 사람들에게 관찰되는 전신자세 유형은 4가지로 나뉜다. 첫 번째로는 거북목과 새우등, 일자허리 자세가 복합적으로 나타나는 '굽은등 전신자세 Sway Back Posture'가 있다. 두 번째로는 거북목과 일자등, 일자허리 자세가 복합적으로 나타나는 자세로 '편평등 전신자세 Flat Back Posture'가 있다. 세 번째로는 일자등과 과전만허리 자세가 복합적으로 나타나는 '과전만 전신자세 Hyper Lordosis Posture'가 있으며, 마지막으로 거북목과 새우등, 과전만허리 자세가 복합적으로 나타나는 '후만전만 전신자세Lordosis Kyposis Posture'가 있다. 그러나 4가지 전신자세 유형 역시 대표적인 자세 유형일 뿐, 이런 유형이 아니더라도 다른 형태의 복합적인 자세가 나타날 수 있으므로 내 자세를 꼼꼼히 살펴보고 교정운동을 실시하는 것이 필요하다.

굽은등 전신자세

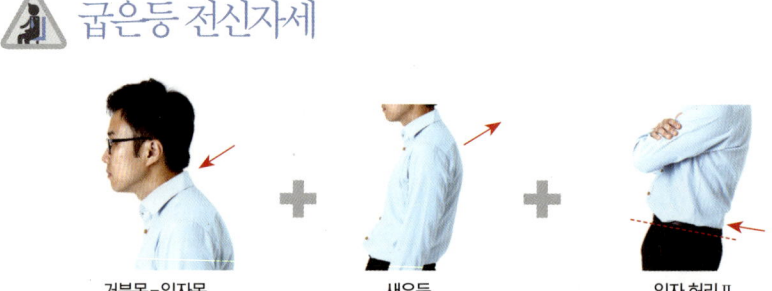

거북목-일자목　　　새우등　　　일자 허리 II

거북목과 굽어 있는 새우등을 하고 있는 굽은등 전신자세는, 배는 앞으로 내밀고 있고, 일자허리를 갖고 있다.

　이 자세는 근속년수가 많고, 사무직에 종사하는 남성에게 많이 나타난다. 나쁜 업무 환경에서 지나치게 오래 앉아서 일을 한 사람들이 이런 자세를 가지고 있다. 또한 등받이가 고정이 되지 않거나 엉덩이를 의자 끝에 붙이지 않고 기대어 앉는 자세습관을 가진 사람 역시 이 자세를 많이 가지고 있다.

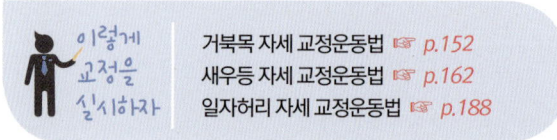

거북목 자세 교정운동법　☞ p.152
새우등 자세 교정운동법　☞ p.162
일자허리 자세 교정운동법　☞ p.188

편평등 전신자세

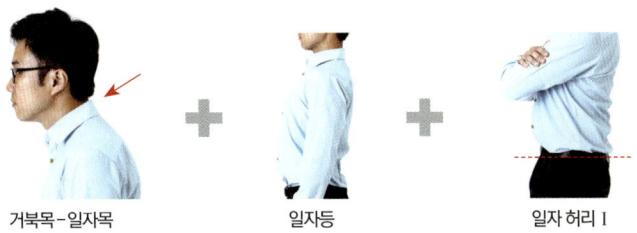

거북목-일자목   일자등   일자 허리 I

편평등 전신자세 역시 거북목을 하고 있다. 그러나 등은 편평하게 펴져 있는 일자등이며, 배도 앞으로 내밀지 않고 있는 일자허리다. 이 자세는 허리와 등에서부터 일자로 올라가다가 머리만 앞으로 나와 있어서 병따개 자세 또는 군대식 자세라는 별명을 갖고 있다. 자칫 고개를 숙이는 작업을 오래할 경우에는 목 디스크의 위험성이 높다. 또한 한 자세를 오래 유지하기 힘들기 때문에 업무 중 스트레칭이 많이 필요하다. 허리를 지나치게 세우고 앉으려 하면 등 쪽에서 근육통이 발생하기 쉽다.

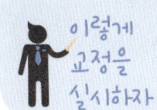

거북목 자세 교정운동법 ☞ *p.152*
일자등 자세 교정운동법 ☞ *p.170*
일자허리 자세 교정운동법 ☞ *p.188*

과전만 전신자세

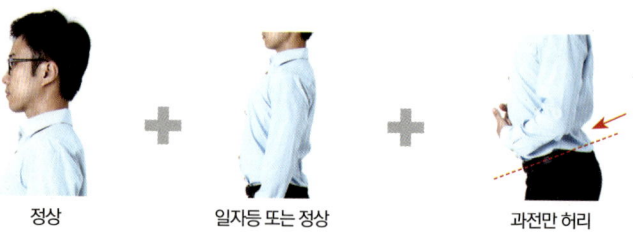

정상   일자등 또는 정상   과전만 허리

바른 목 자세를 취하고 있고, 등은 정상 자세나 일자등을 하고 있다. 이 자세의 경우 배는 앞으로 내밀고 있고, 과전만허리를 갖고 있다. 언뜻 보면 바른 자세인 것 같지만 허리와 어깨를 지나치게 펴고 있어 등과 허리가 쉽게 긴장할 수 있는 나쁜 자세다. 이 자세를 하고 있으면 복근이 약해지고, 허리를 젖히는 동작을 잘하지 못한다. 가만히 있어도 허리가 긴장하는 자세이므로 허리 스트레칭을 주기적으로 실시해야 한다.

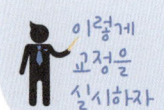
일자등 자세 교정운동법 ☞ *p.170*
과전만허리 자세 교정운동법 ☞ *p.200*

후만전만 전신자세

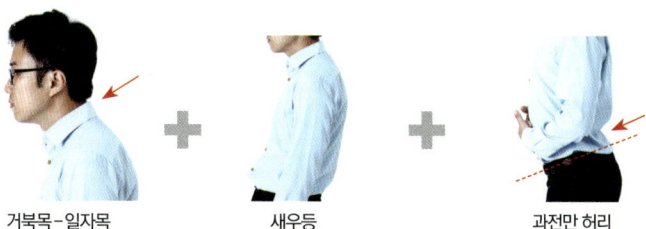

거북목-일자목 　　　 새우등 　　　 과전만 허리

거북목과 새우등을 하고 있는 후만전만 전신자세는 배를 앞으로 내밀고 있고, 과전만허리를 하고 있다. 힐을 자주 신는 사무직 여성 근로자에게 많이 나타나는 자세 유형이다. 힐을 벗고 자세를 취했을 때 관찰되는 자세며, 복부와 등 윗근육이 약한 상태다.

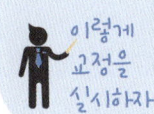

거북목 자세 교정운동법 ☞ *p.152*
새우등 자세 교정운동법 ☞ *p.162*
과전만허리 자세 교정운동법 ☞ *p.200*

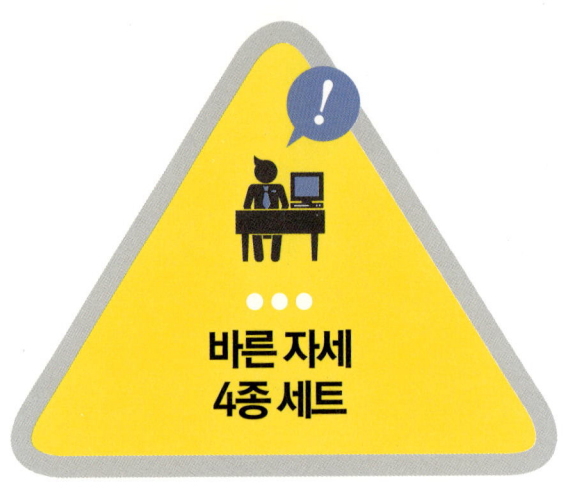

나쁜 자세를 예방하기 위해서는 바른 자세를 익혀야 한다. 사무직 근로자들의 경우, 많은 시간을 의자에 앉아 일한다. 그렇기 때문에 앉는 자세에서의 바른 자세 연습은 무척 중요하다. 척추에 실리는 스트레스를 최대한 줄이고 만성통증을 예방할 수 있기 때문이다. 생활 속에서 바른 자세습관을 익히기 위해서는 무엇을 어떻게 해야 하는지 알아보자. 지금부터 바르게 앉기, 바르게 서기, 바르게 물건 들기, 바르게 자기, 바르게 걷기를 순서대로 연습해보자.

바르게 앉기 연습

바른 자세를 취해보면 불편한 느낌이 들 것이다. 분명히 말하지만 바른 자세를 취하는 것은 그 자체로 업무를 보기 위한 목적이 아니다. 그보다는 나쁜 자세와 바른 자세에 대한 기준점을 세우기 위함이다. 바른 자세는 하나지만 나쁜 자세는 수백 가지이므로 바른 자세로 앉는 법을 정확히 익혀두면 나쁜 자세를 했을 때 무언가 잘못되었다는 것을 쉽게 알아챌 수 있다. 그래서 언제든지 스스로 바른 자세로 돌아올 수 있다. 이 연습을 매일 하루 3번, 10분씩 실시하자. 아침에 출근하자마자 한 번. 오후 업무 시작 전에 한 번, 그리고 4~5시 사이에 한 번. 이렇게 하다 보면 바른 자세에 익숙해지는 자신을 발견하게 될 것이다.

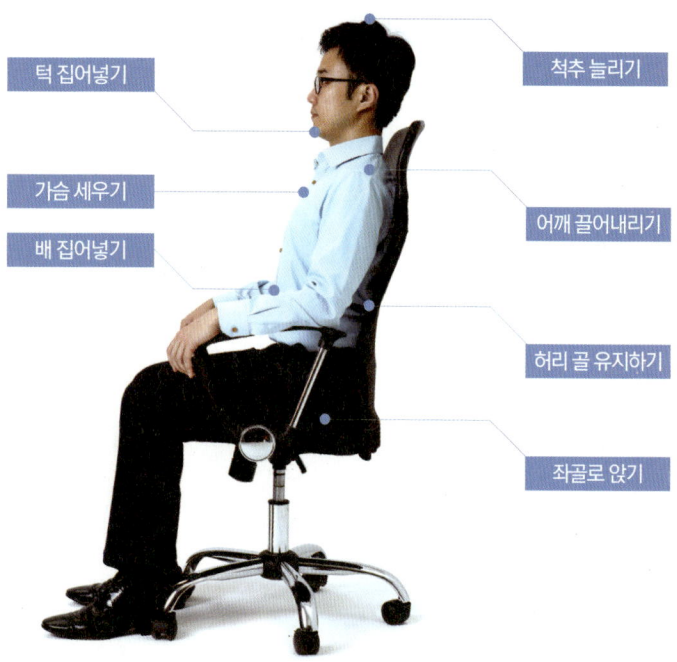

1단계 좌골 앉기

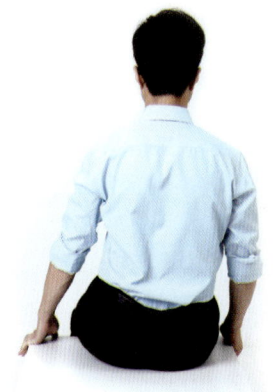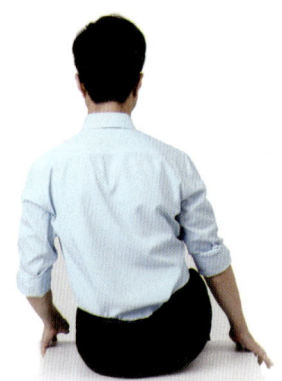

의자 끝에 앉아서 허리를 가볍게 세운다. 그런 다음 엉덩이를 한쪽씩 번갈아 들면서 의자에 닿아 있는 쪽 엉덩이를 비벼보자. 이때 엉덩이 안쪽의 뭉툭한 뼈를 느껴본다. 이 뼈는 좌골로, 앉은 자세에서 발과 같은 역할을 한다. 반대쪽도 같은 방법으로 실시한다. 만약 엉덩이 안쪽의 뼈가 잘 느껴지지 않는다면 손을 엉덩이에 깔고 앉아 비벼보도록 하자.

2단계 배에 힘을 주고 허리 세우기

아랫배에 힘을 주고 가볍게 허리를 세운다. 아랫배에 힘을 줄 때는 배꼽 아래 부위에 지퍼가 있다고 상상하고, 지퍼를 끌어올리는 느낌으로 호흡을 내쉬면서 배를 집어넣는다. 이 훈련이 잘 안 된다면, 아랫배에 양손 깍지를 끼고 허리를 세울 때 배가 앞으로 나오지 않도록 주의한다. 그런 다음 안으로 들어간 척추 곡선이 느껴질 때까지 허리를 가볍게 세워준다. 아랫배에 힘을 주는 이유는 허리 근육이 지나치게 긴장하는 것을 막기 위해서다.

3단계 턱 집어넣고 가슴 들어 올리기

'네 손가락 테스트'를 할 때처럼 목 앞에 주먹을 넣고, 공간이 남지 않도록 턱을 집어넣은 후 가슴을 들어 올려준다. 이때 턱을 무리하게 집어넣지 말고, 목 뒤가 이완되는 느낌이 들 정도로만 가볍게 당긴다. 가슴을 들어 올릴 때에는 날개뼈를 척추 안쪽으로 조이면서 꼬리뼈 방향으로 끌어내리 듯 실시한다.

4단계 엉덩이 의자 끝에 붙이고, 의자 등받이에 기대기

척추를 가지런히 만들었다면 이젠 의자 끝에 엉덩이를 바싹 붙이고 등받이에 몸을 기댄다. 그런 다음 어깨는 가볍게 양쪽으로 편다.

5단계 몸에서 힘 살짝 빼기

4단계 자세에서 몸이 너무 긴장되지 않도록 10퍼센트만 힘을 빼보자. 이때, 자세가 살짝 흐트러지더라도 신경 쓰지 말자. 바른 자세의 핵심은 절대 긴장하지 않는 것이다. 그 후 마음속으로 이렇게 외쳐보자. "그래, 이게 바른 자세야!"

바르게 서기

선 자세의 핵심은 바로 전신의 균형이다. 그렇기 때문에 바르게 서는 연습은 바르게 앉는 연습만큼 중요하다. 바르게 서는 연습의 핵심은 우선적으로 하체 자세를 바르게 잡아주어야 한다. 하체를 정확하게 잡아주지 않으면 상체 역시 쉽게 틀어질 수 있다. 하체를 먼저 바로잡은 다음 바르게 앉기와 동일하게 상체자세를 만들어간다.

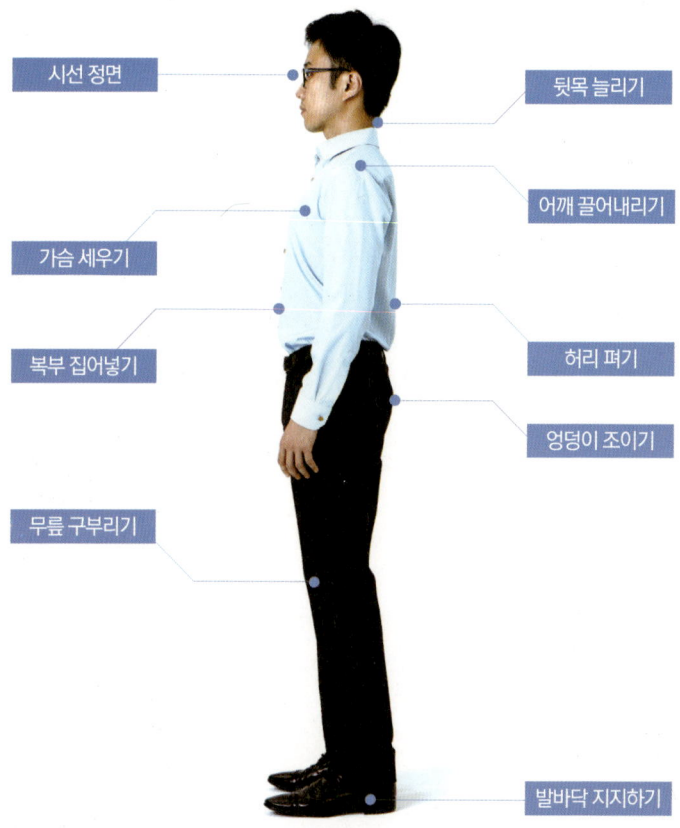

1단계 두 발로 가지런히 서기

두 발을 살짝 바깥쪽으로 한 상태에서 골반 너비만큼 벌리고 선다. 이때 두 번째 발가락과 무릎 중앙 골반 앞쪽의 가장 튀어나온 뼈(전상장골극)가 일자가 되도록 선다. 그런 다음 발바닥에 체중이 앞뒤 좌우 모두 50 대 50으로 힘이 분산되는 것을 느끼며 몸을 지지해준다.

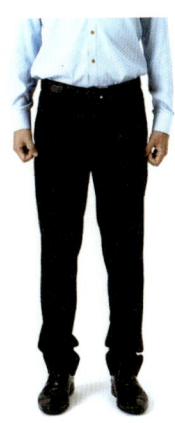

2단계 무릎은 살짝 구부리고 허리 세우기

무릎은 살짝 구부려준다. 체중에 대한 부담이 무릎에 가지 않도록 하기 위해서다. 그런 다음 지퍼를 끌어올리는 느낌으로 아랫배에 힘을 주면서 배를 집어넣는다. 허리의 골이 느껴질 정도로 허리를 세우자.

3단계 턱 집어넣고 가슴 들어 올리기

바르게 앉기의 방법과 동일하다. 네 손가락 테스트를 할 때처럼 목 앞에 주먹을 넣고, 공간이 남지 않도록 턱을 집어넣은 후 가슴을 들어 올려준다. 귀와 어깨가 일직선이 되도록 만든다.

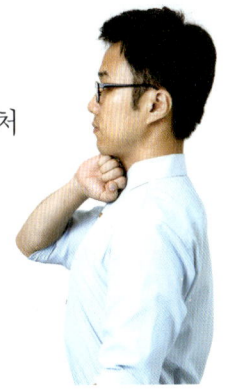

4단계 얼굴, 가슴, 골반의 면이 모두 정면을 바라보기

얼굴, 가슴, 골반의 면이 서로 같은 방향을 바라보도록 한다. 예를 들어 골반은 앞을 향해 있는데 가슴은 오른쪽을 향하고 있다면 척추가 틀어져 있는 상태

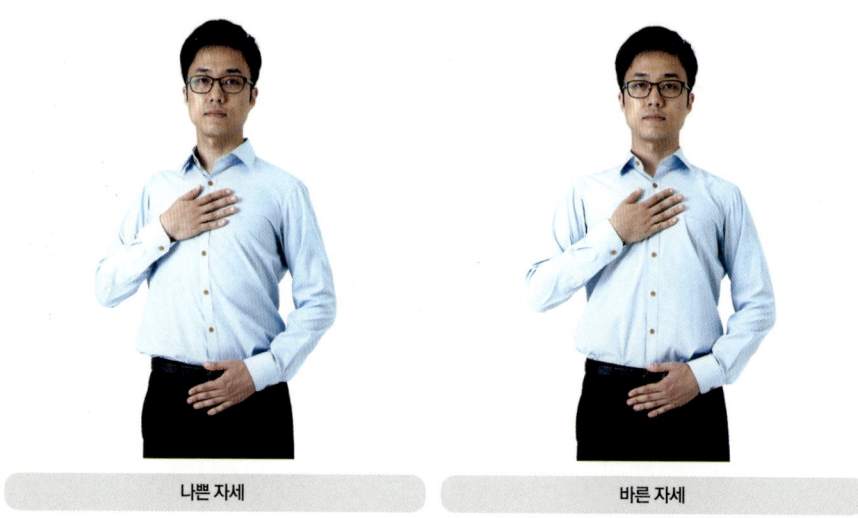

나쁜 자세　　　　　　　　바른 자세

다. 한 손은 가볍게 골반에 얹고 한 손은 가슴에 얹은 뒤 서로 같은 방향을 보는지 확인해보자.

5단계 척추 늘이고 어깨 높이 맞추기

머리 정수리부터 천장까지 실이 매달려 있다고 상상하면서 척추를 길게 늘여준다. 이때 턱이 들리거나 가슴이 지나치게 들려선 안 된다. 1센티미터 남짓 정수리가 길어진다는 느낌으로 실시하자. 그런 다음 어깨 좌우 높이를 같게 맞춰보자. 바른 자세로 서 있는 느낌을 한껏 느껴본다. 이때 주의할 점이 있다. 척추를 늘이지 않은 상태에서 어깨 높이를 먼저 맞추면 잘못된 자세가 나올 수도 있으니 반드시 척추를 먼저 길게 세우고 그 다음에 어깨 좌우 높이를 같게 만들자.

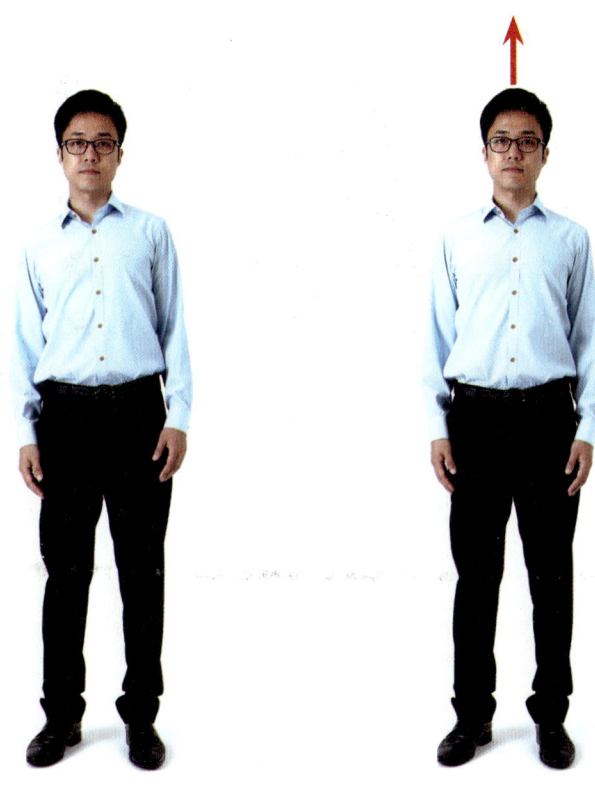

| 나쁜 자세 | 바른 자세 |

바르게 물건 들기

물건을 들 때는 불안정한 자세에서 몸을 움직이기 때문에 잘못된 자세를 취하게 되면 허리 통증이 쉽게 유발될 수 있다. 특히 많은 사람들이 무릎과 고관절을 사용하지 않고 허리만 구부리거나 허리를 비틀어서 물건을 나르는 경우가 많은데 이런 습관은 척추 건강에 매우 위험하다.

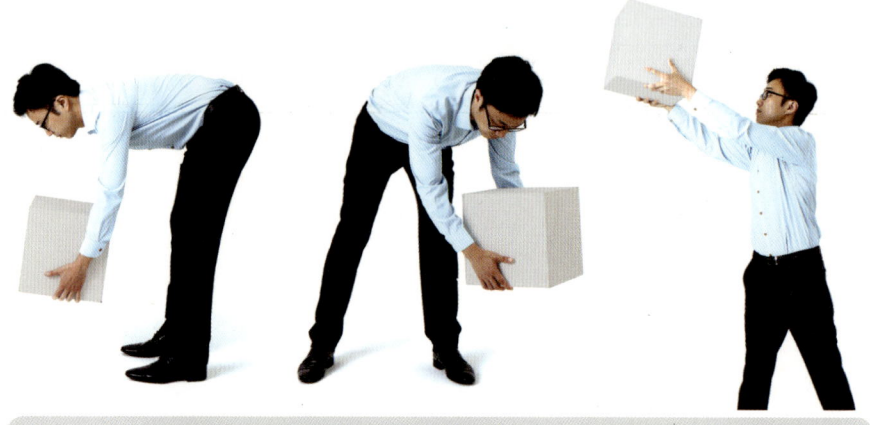

물건을 들 때 주의해야 할 자세

물건을 들 때는 아래의 3가지 원칙을 지키도록 하자.

1 허리를 최대한 세우고, 무릎과 고관절을 구부려 물건을 잡는다.
2 물건을 최대한 몸에 가깝게 붙여 들어 올린다.
3 방향을 바꿀 때에는 허리를 절대 돌리지 말고 몸 전체를 돌려 이동한다.

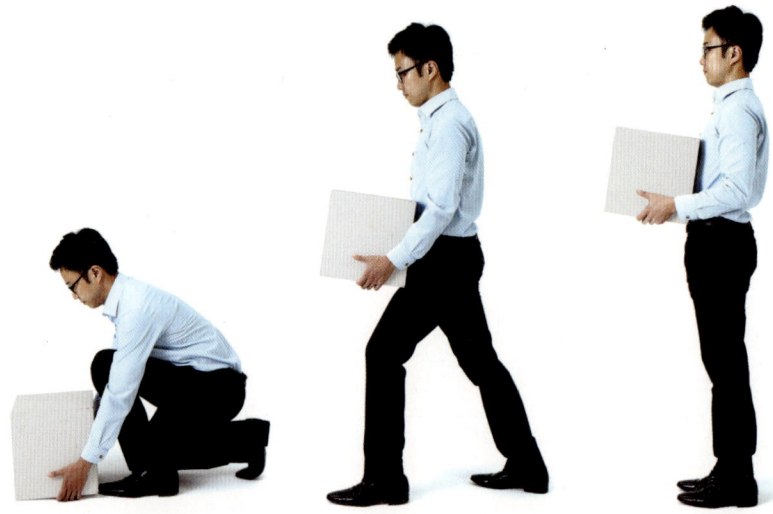

물건을 드는 3단계

특히 평소 허리 근육이 약한 사람은 물건을 올리고 내릴 때, 추간판탈출증이 발생될 수 있으니 주의하도록 하자. 평상시에 튼튼한 허리를 유지할 수 있도록 허리 강화운동을 꾸준히 하는 것이 좋다.

바르게 자기

허리가 아플 때에는 무릎 뒤에 베개나 쿠션을 받치고 잔다. 무릎을 구부리게 되면 상대적으로 허리 근육이 긴장을 덜하여, 보다 편하게 허리를 유지하며 잘 수 있다. 옆으로 누워 잘 때에도 허리를 곧게 유지할 수 있도록 무릎 사이에 쿠션을 받쳐주는 것이 좋다.

너무 높거나 낮은 베개는 목 통증의 원인이 될 수 있다. 그러므로 중간 정도

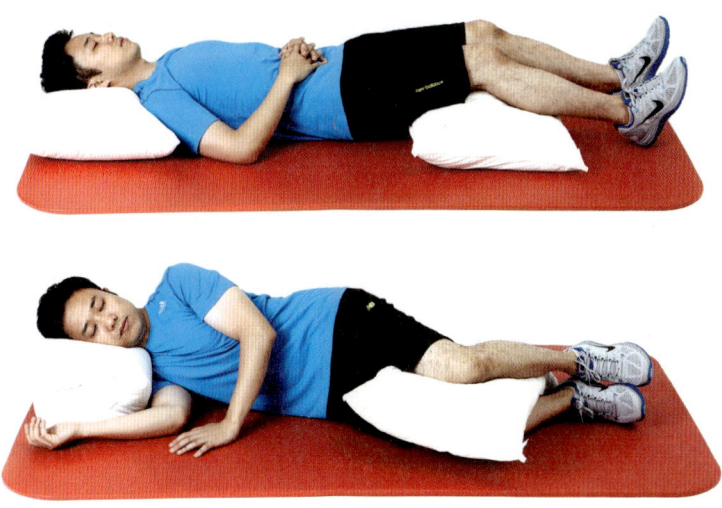

높이의 베개를 사용한다. (베개의 높이는 일반적으로 6~9센티미터가 좋다고 알려져 있다.) 베개의 강도 역시 사람에 따라 다르지만 지나치게 푹신하거나 단단한 것보다는 적당한 수준의 강도가 좋다.

옆으로 누워서 잘 때, 베개의 높이는 내 어깨 폭만큼 높아져야 한다. 옆으로 잘 때에는 평소 사용하던 베개 위에 보조 베개를 덧대어 사용한다. 이렇게 하면 아침에 일어났을 때 목이 결리거나 어깨 관절의 찌릿한 통증을 예방하는 데 도움이 된다.

바르게 걷기

걷기 운동은 신체 대부분의 근육을 사용하며 척추의 부드러운 움직임을 만들기 때문에 자세를 교정하는 좋은 방법이다. 그러므로 지금까지 바르게 앉기, 서기, 물건 들기, 자는 연습을 했다면 마지막으로 바르게 걷는 요령을 터득하여 바른 자세 연습을 완성해보자.

걸을 때에는 다음과 같은 3가지 원칙을 적용한다.

1. 배에 힘을 주고 허리를 세운다.
2. 시선을 최대한 멀리 보려고 노력한다.
3. 보간(발과 발의 폭)이 골반 너비보다는 좁게, 발이 포개어지지 않을 정도로 모아서 걷는다.

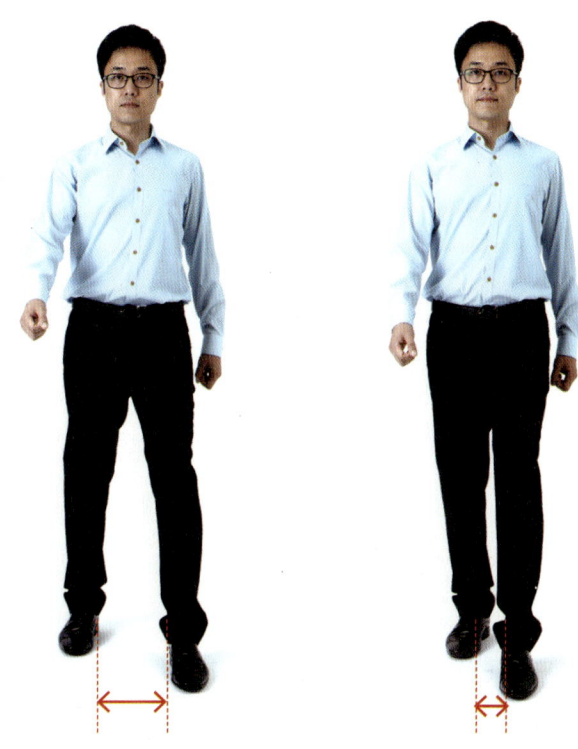

나쁜 걷기 자세와 바른 걷기 자세

　넓은 평지를 걸을 때나 러닝머신을 할 때 시선을 멀리 보는 연습을 하고, 평상시에 걸을 때에는 바닥의 지형지물을 확인하는 연습을 하도록 한다. 3가지 걷기 원칙을 적용하여 매일 하루 3번, 10분씩 바르게 걷기를 연습하자.

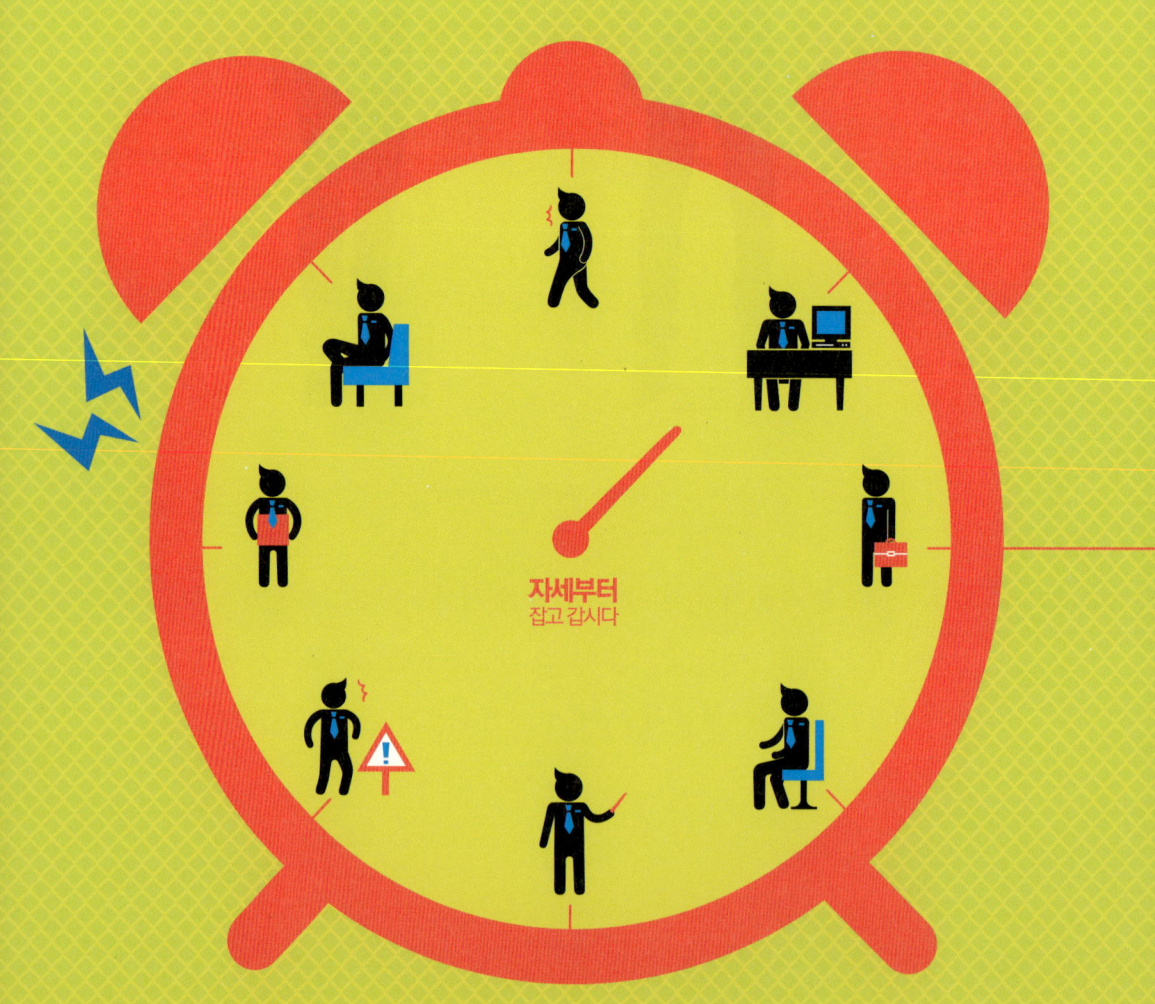

chapter 2

왜 다리를
한쪽으로만
꼬고 앉을까

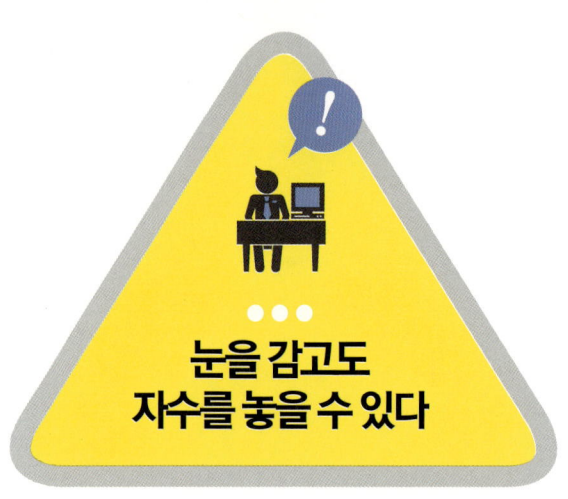

팔짱을 껴보자.
그리고 재빨리 반대로 껴보자.

이번엔 기도하듯이 손깍지를 껴보자.
역시 재빨리 손깍지를 엇갈려 껴보자.

의자 왼쪽으로 몸을 기대어 앉아 보자.
그리고 반대로도 기대어 앉아보자.

마지막으로 멋지게 다리를 꼬아보자.
그리고 재빨리 반대로 꼬아보자.

어떠한가? 좀 더 익숙한 쪽이 있는가? 팔짱 끼기, 손깍지 끼우기, 기대어 앉기, 다리 꼬기 모두 익숙한 쪽이 있을 것이다. 대부분 처음에 취한 자세가 익숙할 것이다. 그리고 반대쪽은 왠지 낯설고 불편할 것이다. 도대체 왜 이런 느낌이 드는 것일까?

우리의 모든 행동은 눈, 귀, 피부, 근육, 관절 등에 분포한 여러 감각신경을 통해 뇌에 자극을 전달한다. 뇌는 받은 자극에 대해 이것을 어떤 식으로든 처리해야만 한다. 그런데 문제는 뇌로 전달되는 자극의 양이 지나치게 많다는 점이다. 여러 감각신경을 통해 전달되는 수많은 자극을 의식적으로 처리하는 것은 매우 부담스러운 일이다. 그래서 뇌는 일상적으로 반복되는 자극들에 대해서는 무의식적으로 '패턴화'시켜서 기억한다.

자전거를 탈 때, 처음에는 핸들 잡는 법, 페달을 굴리는 법 등 모든 행동을 의식적으로 생각하고 하지만 오랜 훈련이 반복되면 무의식적으로 한 손으로 전화도 받고, 아이스크림도 먹으면서 자전거를 탄다. 텔레비전에 나오는 여러 직업의 숙련된 달인들, 예를 들어, 눈을 감고도 정확하게 미싱 기계로 자수를 박는 사람이나 타이어를 수십 미터 위치에 정확하게 던져 올릴 수 있는 사람이 존재하는 것도 오랜 훈련이 반복되었기 때문이다.

우리가 일반적으로 가지고 있는 자세습관 역시 마찬가지다. 자세습관은 처음에는 의식적인 영역에서 시작된다. 하지만 그 행동이 반복되면 필요에 의해 무의식적인 과정으로 전환된다. 당신이 팔짱을 끼거나 다리를 꼴 때 익숙한 쪽으로 먼저 자세를 취하게 되는 것도 그 자세가 이미 패턴화되었기 때문이다.

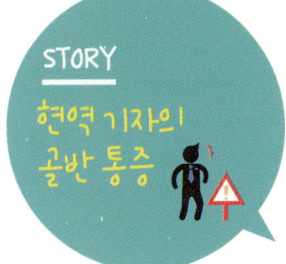

STORY
현역 기자의 골반 통증

현역 기자인 L씨는 잠을 못잘 정도로 허리 통증에 시달렸다. 골반 뒤가 시큰거리고, 가끔씩은 발도 저리고 엉덩이 부위도 아팠다. 병원에서 X-레이를 찍어보았지만 뼈에는 어떠한 이상이 없다는 진단을 받았다. 일단 물리치료를 받기로 했다. 그러나 물리치료를 받아도 받을 당시에만 좋아졌을 뿐 시간이 지나면 또다시 통증이 시작되었다.

자세 상담 프로그램을 통해 L씨 상태를 분석한 결과 심각한 골반불균형이 발견되었다. 다리 길이는 2센티미터 정도 차이를 보였고, 하체 근육의 긴장도도 좌우가 달랐다. 무엇보다도 L씨가 기사를 작성할 때 다리를 한쪽으로만 꼬는 나쁜 자세습관이 있다는 것을 알게 되었다. 다리를 한쪽으로만 꼬게 되면 골반불균형이 생긴다. 나는 L씨에게 골반의 균형을 찾는 게 얼마나 중요한지를 알려주었고, 간단한 자세 교정 스트레칭을 지도했다. 그리고 한쪽으로만 다리 꼬는 습관을 번갈아 가면서 꼬는 방법으로 고칠 것을 권유했다. L씨는 그 후로 4회 정도 교정 스트레칭을 받았고, 습관을 고치기 위해 노력했다. 그렇게 3주 정도 지나자 다리 길이 차이는 거의 같아졌고, 결국 그의 지긋지긋한 통증 역시 사라지게 되었다.

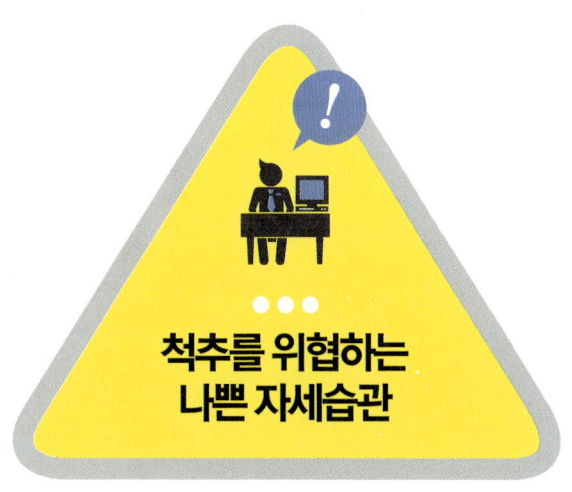

사람들은 대부분 다리를 한쪽으로만 꼬고 앉는다. 이 습관이 지속되면 골반의 좌우가 심하게 틀어진다.

1장에서 언급한 '바르게 앉기'에서 좌골을 느껴봤을 것이다. 다리를 한쪽으로만 꼬고 앉을 경우, 좌골 역시 한쪽으로만 닿게 되어 골반이 틀어진다. 또한 허리는 중심을 맞추기 위해 좌우로 비틀어지고 고개는 한쪽으로 기울며, 어깨 높이는 물론 다리 길이도 차이가 생긴다. 물론 다리를 꼬는 자세가 무조건 나쁜 것만은 아니다. 본능적으로 사람은 척추에 실리는 부담을 줄이고, 몸통 근육의 사용을 최소화하기 위해 다리를 꼬는 행위를 한다. 다만, 다리를 한쪽으로 꼰 상태의 자세가 지속되었을 때 문제가 된다. 비단 다리 꼬는 습관뿐만 아니라 다음과 같은 습관들 역시 척추 건강에 좋지 않은 영향을 미칠 수 있다.

일반적으로 사무직 근로자들이 취하는 나쁜 자세습관들은 다음와 같다.

- 한쪽으로만 다리 꼬기
- 바지 뒷주머니에 지갑 넣기
- 핸드백이나 서류가방 한쪽 어깨로 메기
- 오래 앉아 있기
- 한쪽 고개로 전화 받기
- 의자 위에서 양반다리 자세로 앉기
- 구부정한 자세
- 턱 괴고 앉기

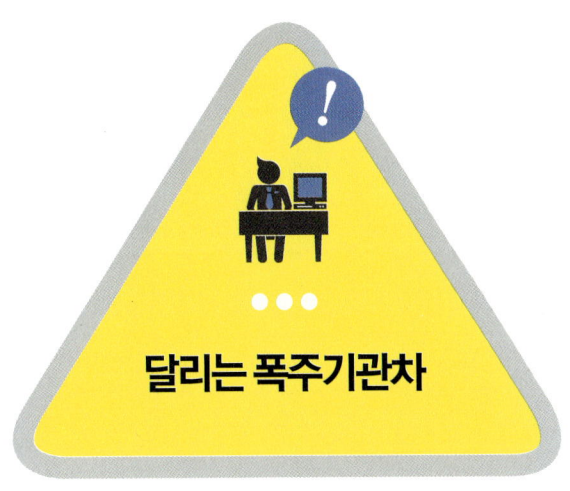

더 심각한 문제는 나쁜 자세습관이 오랫동안 반복되면 고치기 힘들다는 점이다. 한 가지 습관이 반복되면 오랜 시간동안 근육 균형에 차이가 생겨 특정 근육이 더 긴장한다. 단순한 근육 불균형 문제일 경우에는 스트레칭을 적절히 해주면 쉽게 균형이 잡힐 수 있다. 그러나 불균형이 심해져서 관절의 움직임이 제한되는 단계까지 이르면 스트레칭만으로는 자세를 바꾸기 어렵다. 이유는 관절을 잡아주는 인대에서 이런 일이 벌어지기 때문인데, 인대는 한 번 늘어나거나 찢어지면 다시 원래 상태로 돌아가지 않는 성질을 가지고 있다. 그러므로 나쁜 자세습관이 오랜 시간 유지되면 나중에 그것을 다시 되돌리기 힘들어진다.

이것이 바로 '행동-패턴화-적응-고착'의 단계로 설명되는 자세습관의 변형 단계다.

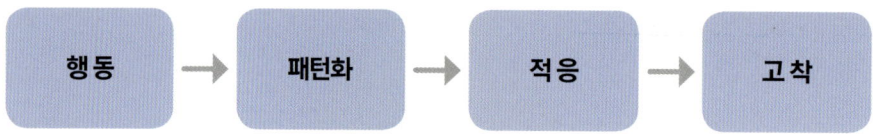

　전문가들은 이런 자세습관의 변형 단계를 일컬어 '달리는 폭주기관차' 또는 '악순환의 고리'라고 표현하기도 한다. 한 번 변형이 시작되면 스스로 멈출 수 없이 나쁜 자세를 계속 만들어내기 때문이다.

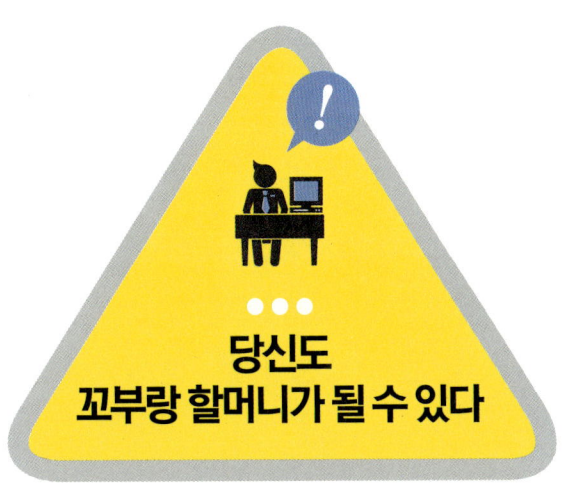

사무직 근로자들은 대부분 구부정한 자세습관을 가지고 있다. 처음에는 가벼운 습관 정도로 구부정한 자세를 취하는데, 시간이 지나면서 구부정한 자세습관에 익숙해지면 나쁜 자세가 되레 편하게 느껴진다. 그 사이 자세는 점점 구부정해지고, 몸이 움츠러들면서 어느 순간에는 더 이상 등을 펼 수 없는 지경에까지 이르게 된다.

우리는 나이가 들면 자연스럽게 꼬부랑 할머니처럼 등이 굽을 것이라고 생각한다. 하지만 이것은 편견일 뿐이다. 꼬부랑 할머니의 굽은 등은 노화로 인한 자연스러운 현상이 아니라 구부정한 자세습관을 고치지 못한 것일 뿐이다. 만약 꼬부랑 할머니가 젊었을 때, 누군가가 이런 자세습관에 대해서 지적을 해주고 적절히 등을 펴는 습관을 길러주었다면 꼬부랑 할머니의 척추는 절대 구부정해지지 않았을 것이다. 할아버지 할머니들이 유독 구부정한 자세를 많이 취하는 이유는 잘못된 자세습관을 오랫동안 유지해왔기 때문이다.

혹시 당신도 모르는 나쁜 자세습관이 있는가? 만약 있다면 그것을 빨리 고치려는 노력이 필요하다. 그렇지 않으면 꼬부랑 할머니처럼 고칠 수 없는 상태가 돼버릴지도 모른다. 누구라도 꼬부랑 할머니가 될 수 있다. 또한 되지 않을 수도 있다. 그것은 오로지 당신이 얼마나 의식적으로 습관을 고치려고 노력했는가에 달렸다.

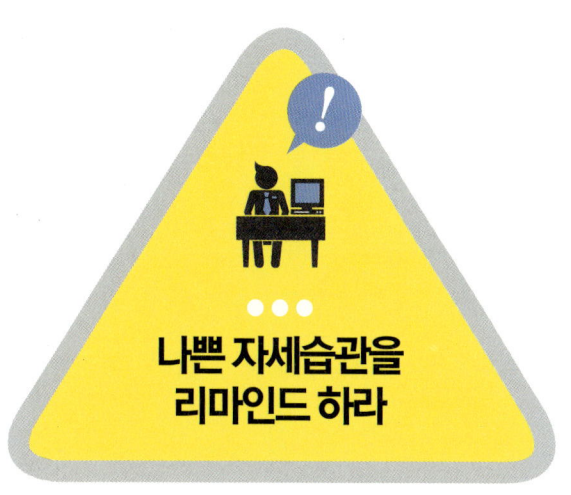

흔히 사람들은 자세를 '교정'한다고 이야기한다. 자세가 나쁘면 단번에 척추 교정이나 운동을 통해서 '교정'해야 한다고 생각한다. 이런 표현은 마치 교정 전前과 후後가 있고, 그 사이에 어떤 일시적인 교정 행위가 있는 것과 같은 느낌을 준다. 하지만 습관의 관점으로 본다면, 자세는 교정이라는 단어로 표현하기에 한계가 있다. 나쁜 자세는 절대 한순간에 만들어지지 않는다. 나쁜 자세습관은 하루하루 습관이 쌓여서 만들어진 결과물이다.

인체는 본디 자세를 유지하려는 성질을 가지고 있어서 지속적이고 반복적인 자극이 주어지지 않는 이상 원래 자세를 유지하려고 한다. 그것이 나쁜 자세든 좋은 자세든 상관없다. 그래서 자세를 고치려면 오랜 시간을 두고 꾸준히 노력해야 하는 것이다. 나쁜 자세습관을 버리고 좋은 자세습관을 의식적으로 실천해보려는 노력이 필요하다. 이런 이유로 자세전문가들은 습관의 관점에서 자세를 '교정한다'고 표현하지 않고 '리마인드Remind 한다'고 표현한다.

자세를 '리마인드' 하려면 바른 자세가 어떤 자세인지, 바른 자세를 했을 때의 편안한 느낌이 무엇인지를 아는 것이 필요하다. 1장에서 이야기한 '바른 자세연습'이 중요한 이유이기도 하다. 일반적으로 습관을 고치는 기간은 최소 21일 정도가 걸리고, 행동변화기를 거쳐 완전히 소뇌에 적응되기까지는 100일 정도가 걸린다. 그러므로 이 기간 동안에는 습관을 의식적으로 고치고 바른 자세를 항상 리마인드 하자.

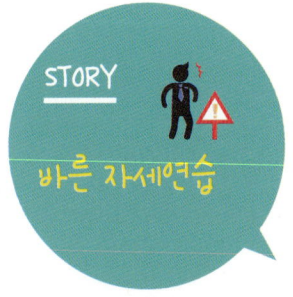

M금융사의 펀드매니저 K씨는 나에게 상담을 받으면서 자세의 중요성을 알게 되었다고 한다. 그래서 업무에 복귀하자마자 바른 자세를 하려고 노력했다. 하지만 일에 집중하다 보니 자신도 모르게 자세에 신경을 못 썼다고 한다. 자꾸 구부정한 자세를 취하거나 한쪽으로만 다리를 꼬는 등 점점 자세가 흐트러졌다고 한다. 고민 끝에 K씨는 자세 상담을 하면서 촬영한 자신의 자세 사진을 회사 컴퓨터 바탕화면에 깔아놓았다. 그 결과 자신도 모르게 취하는 구부정한 자세나 한쪽으로 기대는 자세를 자연스럽게 고칠 수 있게 되었다. 그리고 이제는 바탕화면을 보기만 해도 자연스럽게 허리를 세우는 습관이 생겼다.

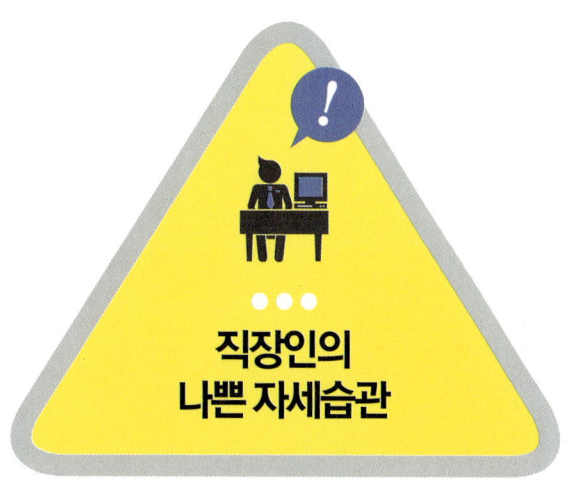

나쁜 자세습관은 스스로 몸에 스트레스를 주는 행위임에도 그것을 모른 채 반복하기 십상이다. 나쁜 자세습관은 그 자체가 통증의 원인이기 때문에 그것을 스스로 고치고 관리해야 한다. 이것은 하루 이틀 노력한다고 효과를 볼 수 있는 것이 아니기 때문에 꾸준한 노력이 필요하다. 그렇다면 사무직 근로자들은 어떤 나쁜 자세를 취하고, 어떻게 고쳐나가는 것이 좋을까?

한쪽으로만 다리 꼬기

사무직 근로자들의 대표적인 나쁜 자세습관은 다리를 꼬는 것이다. 다리를 꼬고 앉을 때에는 한쪽으로만 다리를 꼬는 패턴이 형성되지 않도록 좌우 번갈아 가면서 다리를 꼬고 앉도록 한다. 이 훈련은 어느 방향으로 다리를 꼬는 것이 편한 느낌이었는지 헷갈릴 때까지 지속적으로 실시한다.

 바지 뒷주머니에 지갑 넣기

바지 뒷주머니에 지갑을 넣고 다니는 습관은 남성들이 많이 취하는 나쁜 자세 습관이다. 이 습관은 골반을 틀어지게 만든다. 마치 한쪽 발밑에 벽돌을 밟고 서 있는 것과 같다. 시간이 지나면 한쪽 엉덩이 밑에 지갑이 있는 느낌에 점점 익숙해져서 골반이 틀어진 자세를 자연스러운 자세로 착각하게 된다. 이는 결국 골반 통증과 허리 통증, 좌골신경통, 등 관련 척추질환과 근육통을 일으키는 주된 원인이 된다. 그러므로 바지 뒷주머니에는 되도록 아무것도 넣지 않는 것이 좋다.

 핸드백이나 서류가방 한쪽 어깨로 메기

핸드백이나 서류가방을 한쪽 어깨로 메는 습관 탓에 양 어깨의 높이가 달라진다. 만약 오른쪽 어깨에 가방을 메고 다니면 가방을 멘 쪽의 어깨에 영향을 주는 근육(상부승모근)이 긴장한다. 그 결과 오른쪽 어깨는 높아지고, 머리도 앞으로 튀어나오는 거북목자세가 된다. 이는 목과 어깨 통증의 주요한 원인이 된다. 한쪽으로 가방을 메는 습관이 고착화되지 않도록 좌우로 번갈아 가며 메도록 한다.

오래 앉아 있기

오래 앉아 있는 것도 나쁜 자세습관 중 하나다. 오래 앉아 있으면 고관절(골반과 허벅지뼈를 연결하는 관절)과 무릎이 구부러져 있기 때문에 허벅지 뒷 근육이 짧아진다. 반면 허리 통증과 관련된 중요한 근육으로 손꼽히는 엉덩이 근육은 길어지고 약해진다. 결국 이런 앞뒤 근육의 불균형으로 인해 골반이 앞으로 기울어져 굽은 등 자세가 된다. 업무 중 한 시간에 1분 정도는 일어나서 몸을 움직이자. 점심시간에 걷기 운동이나 계단 오르기 등을 통해 부족한 하체 근육을 사용하는 것도 허리 건강을 위한 좋은 습관이다.

또한 한 시간에 1회 정도 사용하는 정수기, 복사기, 프린터기는 일하는 자리와 최대한 멀리 떨어뜨려 놓자. 사무용품을 내 자리에서 떨어진 곳에 놓아두면, 물을 마시러 가거나 인쇄물을 가지러 가기 위해 자연스럽게 몸을 움직이는 습관이 생길 것이다.

한쪽 고개로 전화 받기

업무 중에 전화가 오면 목과 어깨 사이에 사내전화나 스마트폰을 낀 상태로 하던 일을 계속한다. 이 자세는 목과 어깨 통증을 일으킬 수 있는 위험한 자세다. 헤드셋이 없었을 당시, 전화교환원들이 이런 식으로 일을 하다 집단으로 목과 어깨 통증이 발생하여 산재로 인정받은 사례도 있다. 되도록 컴퓨터 업무와 전화통화를 동시에 하지 않도록 한다. 만약 어쩔 수 없는 경우라면 수화기를 좌우 번갈아 가며 수시로 바꿔준다. 이보다 더 좋은 방법은 헤드셋을 이용하거나, 스마트폰의 경우에는 마이크가 장착된 이어폰이나 블루투스 이어폰을 사용한다.

 ## 의자 위에서 양반다리 자세로 앉기

고관절이 유연하지 못한 사람이 의자 위에서 양반다리 자세를 취하면 골반이 뒤로 기울어진다. 이것은 결국 일자허리를 만들어 허리 디스크의 주요 원인이 된다. 또한 모니터나 키보드 같은 작업도구들의 거리가 너무 떨어져 있을 경우에는 구부정한 자세를 취하게 되는 2차 원인이 되기도 한다. 이 자세는 고관절이 유연하여 양반다리를 해도 허리를 곧게 세우는 사람을 제외하고는 되도록 사무실에서 하지 않는 것이 좋다. 발을 올리고 쪼그리고 앉는 자세 역시 마찬가지다. 이런 자세들은 일자허리를 유발하여 결국 당신의 허리를 아프게 만든다.

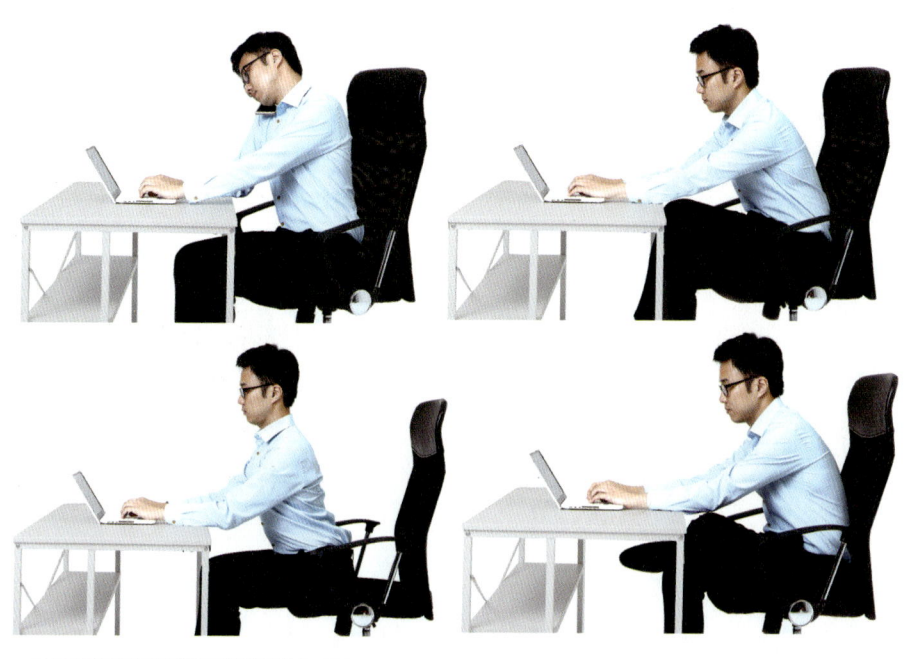

사무직 근로자의 나쁜 자세습관

구부정한 자세

구부정한 자세를 편하게 느끼는 사무직 근로자들이 많다. 이는 마치 기운 없이 축 늘어뜨린 자세와도 비슷하다. 실제 등을 구부리면 1장에서 설명했던 것처럼 목 뒤와 상부 등, 허리에 부담을 준다. 항상 척추를 곧게 세울 수 있도록 습관을 바꿔줘야 한다. 구부정한 등을 펴고 척추를 바르게 세우는 방법을 간단하게 익힐 수 있는 방법을 소개한다. 이 방법은 척추의 무게중심을 중력의 방향과 일치시켜 통증을 줄일 수 있다.

1 정수리 위에 책을 올려놓는다.
2 배에 약간의 긴장감을 주고 턱을 당긴 후 가슴을 살짝 펴준다.
3 책을 최대한 높게 올린다는 느낌으로 척추를 정수리 방향으로 세워준다. 이때 꼬리뼈에서 정수리까지 여의봉처럼 길어지는 느낌을 상상한다.
4 지금 자세보다 1센티미터 정도만 척추를 늘려준다고 상상하며 허리를 편다.

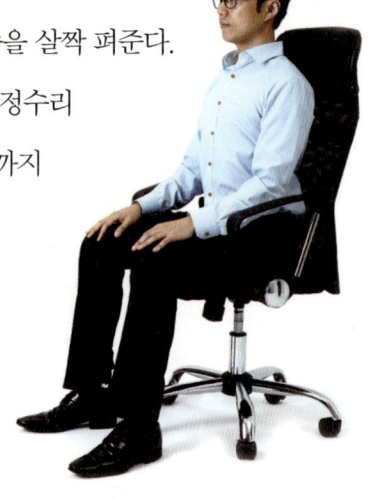

 목과 등, 허리를 비틀어 '으드득' 소리 내기

척추를 갑자기 비틀면 잠시 동안은 시원함과 개운함을 느낄 수 있다. 하지만 이를 자주 반복하면 척추 인대가 약해진다. 특히 척수신경에 자극을 주기 때문에 뇌 건강에 좋지 않다. 이런 습관이 있다면 정적인 스트레칭을 해주는 것으로 습관을 바꿔줘야 한다. 스트레칭을 할 때 나는 소리는 자연스러운 현상이니 걱정하지 않아도 된다.

 턱 괴고 앉기

턱을 괴고 앉으면 턱관절 불균형을 일으켜 턱 디스크(턱추간판탈출증)나 턱을 움직일 때 소리가 나는 턱관절 장애 등을 일으킨다. 이것은 편두통과 안면근육 통증, 목 통증의 원인이 된다. 또한 턱관절 불균형은 두개골의 미세한 변형을 주어 안면비대칭을 일으키는데, 이 증상은 더 나아가 불균형한 신경자극을 유발하여 장기적으로 척추와 골반의 틀어짐의 원인이 되기도 한다.

마우스, 한쪽 손으로 쉬지 않고 사용하기

마우스를 한쪽 손으로만 쉬지 않고 사용하면, 장시간 업무 시 쉽게 피로감이 온다. 또한 반복성 작업으로 인한 수근관터널증후군이나 팔꿈치 통증의 원인이 될 수 있다. 한 시간에 5분 정도 손목 스트레칭을 해주거나 반대쪽 손으로 마우스를 사용해보자. 평소 프로그램 제어판 마우스 기능을 이용하여 좌우 클릭버튼을 바꿔주고, 왼손으로도 마우스를 사용할 수 있게 연습해둔다. 집중을 해야 할 업무 시에는 주로 사용하는 손을 이용하고, 문서검토 작업이나 웹사이트 검색 시에는 잘 사용하지 않는 손을 이용한다. 이 방법은 '수근관터널증후군'이나 '건초염'과 같이 한쪽 손목이나 손에 통증이 심해질 때를 대비하여 훈련한다.

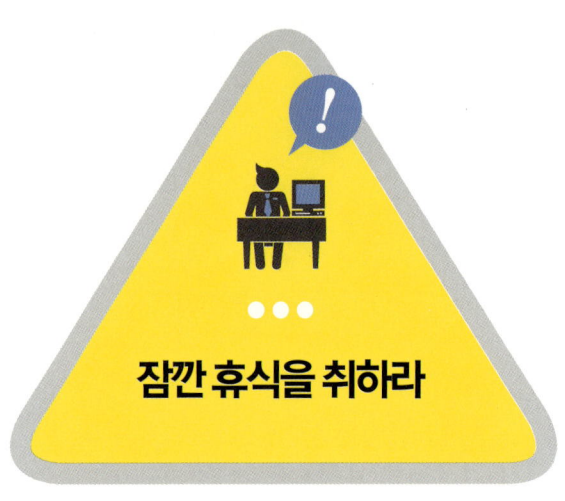

사무직 근로자들의 나쁜 자세습관을 보면 한 가지 공통점이 있다. 바로 업무 집중으로 인하여 나쁜 자세습관을 제대로 '리마인드' 하지 못한다는 점이다. 업무에 집중을 하다 보니 자세에 신경을 못 쓰게 되고, 자신도 모르게 나쁜 자세습관을 취한다. 그래서 하나하나 나쁜 자세습관을 고치려고 해보지만 이 또한 쉽지 않다. 이런 고충을 해결할 수 있는 한 가지 핵심 습관이 있다. 바로 '잠깐 휴식'을 취하는 것이다.

잠깐 휴식이란 한 시간에 1~3분 이내로 업무를 잠깐 멈추고 휴식을 취하는 것을 말한다. 이 시간 동안에는 자세를 바꾸어도 좋고, 잠깐 자리에서 일어나도 좋다. 모니터에서 시선을 떼고 먼 곳을 바라보거나 간단한 스트레칭을 한 동작 정도 하는 것도 좋다. 이런 잠깐 휴식은 무의식적인 나쁜 자세습관을 의식적으로 돌아볼 수 있는 시간을 만든다. 실제 이 잠깐 휴식은 사무직 근로자의 목과 허리, 근골격계 질환 예방에 탁월한 효과가 있다는 연구결과가 있다. 이 습관을 보다 쉽게 만들기 위해 몇 가지 재미있는 프로그램들을 활용해보자.

• **스트레칭 동영상 자동 실행프로그램**

산업안전보건공단(www.kosha.or.kr)에서 개발하여 보급하는 이 프로그램은 업무 중 잠깐 휴식을 돕는 데 유용하다. 프로그램을 설치하면 자세 운동 동영상 창이 뜬다. 오른쪽 마우스를 클릭한다. 업무량이 많을 때는 30분에서 한 시간으로 재생주기를 설정한다. 업무량이 상대적으로 적을 때는 2~3시간으로 재생주기를 설정한다. 업무 중 동영상이 뜰 때에 맞추어 스트레칭을 따라하거나, 잠깐 일어나서 물을 마셔보자.

• **워크레이브** WORKRAVE

워크레이브는 반복적인 신체 사용으로 인한 통증을 예방하고 회복을 돕는 프로그램(http://www.workrave.org)이다. 이 프로그램은 일하면서 잠깐 멈춤, 휴식 시간 등을 반복적으로 알려주는 기능을 가지고 있다. 가벼운 스트레칭 동작도 포함하고 있으며, 용량이 작아 가볍게 실행하고 사용할 수 있는 장점이 있다.

모니터 테두리 부분에 포스트잇을 이용하여 고쳐야 할 습관을 3가지를 적어보자. 이런 프로그램들이 실행될 때마다 3가지 습관을 의식해보자. 다리를 한쪽으로만 꼬고 앉아 있는지, 너무 오래 앉아 있지는 않았는지, 구부정한 자세를 취하고 있는지 등 자세를 잠깐이라도 체크해보자. 이렇게 잠깐 휴식 습관이 길들여지면 내 몸을 아프게 만들었던 나쁜 습관들은 자연스럽게 사라지게 될 것이다.

문제점(통증 부위)	개선방법
한쪽으로만 다리 꼬기(허리, 골반)	번갈아 가며 다리 꼬기
한쪽으로 기대어 앉기(허리, 골반)	좌골 앉기
구부정한 자세(목, 어깨, 등)	등과 가슴 펴고 앉기
양반다리(허리)	무릎 각도를 90~120도 유지하기
전화기, 목과 어깨 사이에 끼고 받기(목)	이어폰을 이용해 전화 받기
한 자세로 오래 앉아 있기(허리, 골반)	한 시간에 1분씩 일어나기
장시간 모니터 주시하기(눈, 머리-두통)	한 시간에 1분씩 먼 곳 바라보기
팔 뻗어 작업하기(어깨, 등)	팔꿈치, 몸통 쪽으로 가깝게 당겨서 사용하기
허리를 세우고 몸을 앞으로 기울인 자세(허리)	의자 등받이에 기대어 앉기
쪼그려 앉기(허리)	무릎 각도를 90~120도 유지하기
턱 괴고 앉기(턱관절, 두통)	의자 머리 받침대에 기대어 앉기
바지 뒷주머니에 지갑 넣고 앉기(허리, 골반)	지갑 빼기
마우스, 한쪽 손으로만 사용하기(손목, 팔꿈치)	마우스 좌우 번갈아 가며 사용하기
마우스와 키보드 한 시간 이상 반복 사용(손목)	한 시간에 1분씩 손목 스트레칭을 실시
목과 등, 허리를 비틀어 으드득 소리내기(해당 부위)	목과 등, 허리 스트레칭
한쪽 어깨로 가방 메기(목, 어깨)	좌우 번갈아 가며 메기

> 하루에 10분만 투자하면
> 당신도 바른 자세 달인이 될 수 있다!

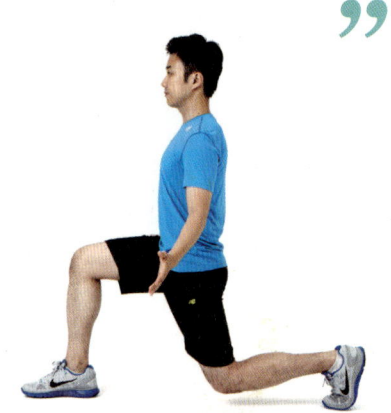

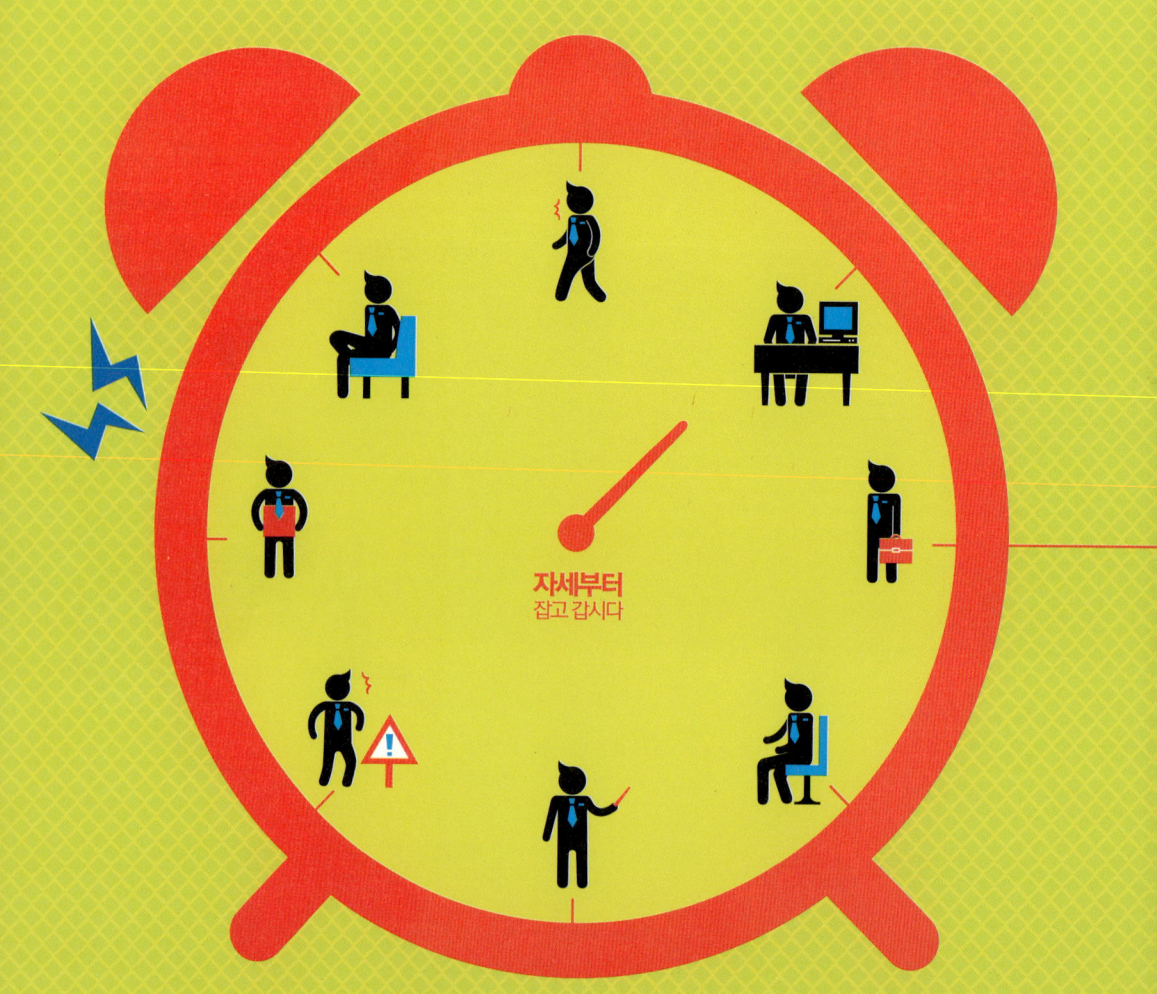

chapter 3

업무환경이 당신의 자세를 만든다

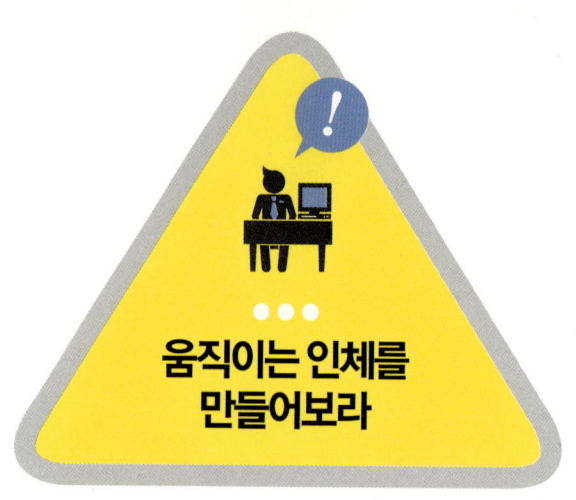

움직이는 인체를 만들어보라

당신이 전지전능한 '신'이 돼서 세상의 모든 것을 만들어낼 수 있는 능력을 갖게 되었다고 상상해보자. 당신은 '움직이는 인체'를 만들고자 한다. 가장 먼저 필요한 것은 무엇일까?

일단 뼈대를 세워야 할 것이다. 가볍지만 단단한 뼈들을 만들어 몸을 세울 수 있는 토대를 마련해야 한다. 그리고 그 뼈대를 움직일 수 있는 관절을 만든다. 그 다음엔 뼈를 움직일 수 있게 하는 근육이 필요하다. 하지만 이것만으로는 부족하다. 이 근육들을 움직이게 하는 어떤 신호들이 필요하다. 마치 전자 키트의 전기회로와 같은 것 말이다. 근육은 혼자서 일을 하기 보다는 여러 근육이 상황에 맞춰 알맞은 힘과 속도를 내면서 일을 해야 한다. 그렇기 때문에 근육을 동시다발적으로 조절할 수 있는 연락망 체계가 필요하다. 이것이 바로 신경망이다. 연락망이 구성되었다면 마지막으로 이런 신호들을 총체적으로 조절하고 통제하는 가장 중요한 뇌가 필요하다. 뇌가 없으면 인체는 OS가 없는 스마트폰과 같이 껍데기에 불과하다.

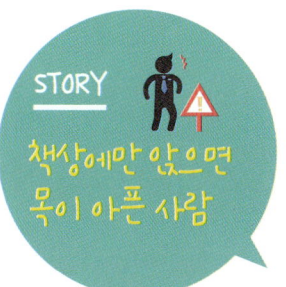

STORY
책상에만 앉으면 목이 아픈 사람

최근 목 통증으로 고통을 호소하는 사람이 나를 찾아왔다. 목이 너무 아파서 병원에도 가봤지만 원인을 알 수 없었다고 한다. 목 통증은 평소에는 괜찮다가 자리에 앉아 업무를 보기만 하면 5분도 채 되지 않아 목이 심하게 아프다는 것이었다. 의사는 그가 일자목이라는 사실을 알려주었지만, 왜 목이 아픈지는 알려주지 않았다고 한다. 그와 상담을 하면서 재밌는 사실을 발견했다. 그에게는 특이한 습관이 있었는데, 바로 모니터를 책 보듯이 책상 위에 눕혀서 사용한다는 것이었다. 목이 편하게 느껴져 꽤 오래 전부터 모니터를 눕혀 사용했다고 한다. 나는 그에게 모니터를 당장 세우고, 눈높이만큼 높일 것을 권유했다. 머리 무게가 볼링공 무게임을 설명하고, 모니터 높이와 거리가 목과 어깨 통증을 유발한다고 설명했다. 그는 내 말에 무척 놀라며, 당장 이 방법을 적용해본다고 했다.

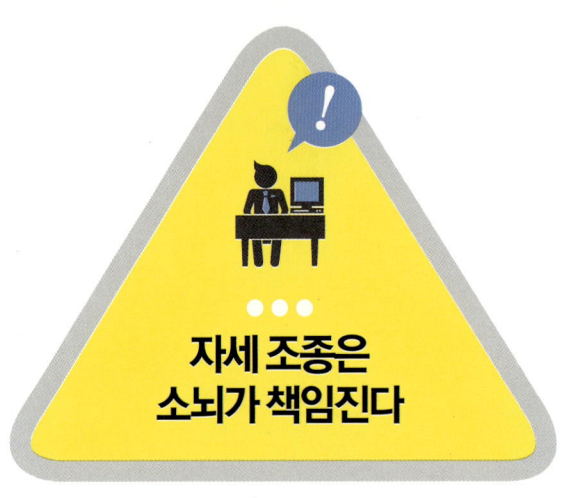

자세 조종은 소뇌가 책임진다

뇌의 각 부분 중에서도 자세와 관련된 부분은 대뇌 뒤쪽에 말벌집처럼 생긴 '소뇌'다. 소뇌는 마치 기상청의 슈퍼컴퓨터와도 같다. 우리가 움직이는 데 있어 모든 것을 조절하고 관장한다.

　대뇌가 생각하고, 말하고, 사고하고, 움직이는 기능을 담당한다면 소뇌는 근육의 긴장도나 신체 평형유지, 거리감각 등 자세를 조절하기 위한 기능을 담당한다. 대뇌가 의식적인 영역에서의 활동을 만들어낸다면 소뇌는 반대로 무의식의 영역에서의 활동을 만들어낸다. 이런 대뇌와 소뇌의 기능은 마치 스마트폰 어플리케이션의 멀티태스킹처럼 작동한다. 예를 들어 우리가 강의를 들을 때 강의 내용을 경청하고 생각하고 메모하는 것이 대뇌의 활동으로 이루어진다면, 강의를 들을 때 무의식적으로 다리를 꼬거나 허리를 세우고 앉는 자세를 취하는 것은 소뇌의 활동으로 이루어진다. 그러나 소뇌가 아무런 정보도

없이 혼자서 자세를 조절할 순 없다. 소뇌는 우리 몸의 여러 감각신경에서 제공하는 정보들을 필요로 하는데, 여러 감각신경을 통해 얻어진 정보를 통해 적절하게 자세를 조절한다. 또한 정보를 대뇌로 전달하여 자세를 보다 잘 유지하기 위한 특정한 움직임을 이끌어낸다.

소뇌에서 이런 정보들을 제공하는 감각기관은 크게 3가지로 나눠진다.

- 시각기관(눈)
- 전정기관(귀)
- 고유수용 감각기관(근육, 관절, 인대)

눈을 통해서는 모든 시각정보를 얻는다. 내가 있는 공간이 얼마나 넓은지, 어떤 모양인지, 어떤 색깔인지는 물론 앞에 놓인 물건과 나와의 거리 등으로 판단한다.

작은 돌들이 들어 있는 전정기관은 몸의 기울이짐에 따라 움직이면서 신경을 자극한다. 그래서 인체의 앞뒤 기울어짐을 판단한다. 바닥이 경사가 있는지 내 몸이 어느 정도로 기울어져 있는지를 감지한다. 몸의 근육과 인대의 길이에 따라 위치한 고유수용 감각기관은 내 몸의 위치 정보를 제공한다. 눈을 감고도 팔을 90도로 들고 있는지 다리를 접고 있는지 뻗고 있는지 알 수 있는 것은 몸 곳곳에 위치한 고유수용 감각기관이 적절한 위치 정보를 뇌로 전달하고 있기 때문이다.

이 3가지 감각기관의 가장 큰 역할은 소뇌에 위치 정보를 제공하여 몸이 어떤 자세로 놓여 있는지를 알려주는 것이다. 어떤 공간 안에서 어떤 기울어짐으로 내 몸의 각 관절들이 어떤 자세를 취하고 있는지를 알려주는 것이다. 마치 현재의 내 위치를 파악해주는 내비게이션의 GPS와도 같다고 볼 수 있다. 각 감각기관이 얼마나 정확한 정보를 제공하는가에 따라 내 자세가 달라질 수 있다. 우리 몸의 감각신경이 잘못된 정보를 제공하게 되면, 불균형한 자세를 유도하게 되고, 그로 인해 나쁜 자세습관이 형성될 수도 있다. 그러므로 자세를 바르게 하는 데 있어서 이 감각신경의 기능들이 얼마나 잘 유지되느냐는 중요한 관건이다.

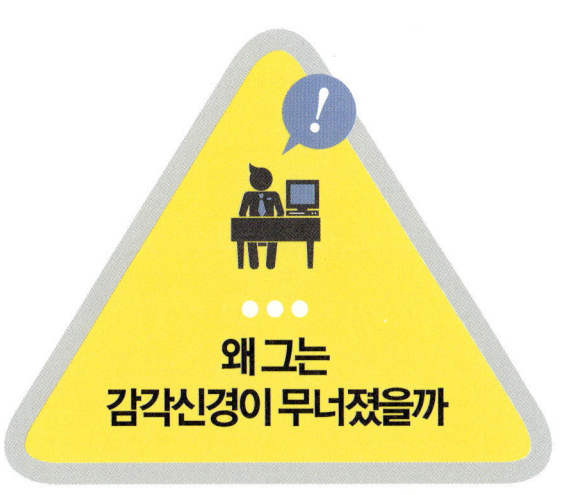

왜 그는 감각신경이 무너졌을까

많은 사람들이 스스로의 자세에 대해 정확하게 인지하지 못한다. 등이 얼마나 구부정한 상태인지, 머리를 얼마나 앞으로 내밀고 있는지 잘 알지 못한다. 누군가 당신의 자세를 지적해주어야만 그제야 자신의 자세가 어떤지를 알게 된다.

오른쪽의 사진을 잘 살펴보자. 이 사진은 평범한 사무실이다. 이런 업무 환경에서 일을 하는 사람은 아무리 자세를 바르게 하려고 해도 저절로 자세를 구부정하게 할 수 밖에 없다. 무엇이 잘못된 것일까?

바로 노트북의 위치다. 의자

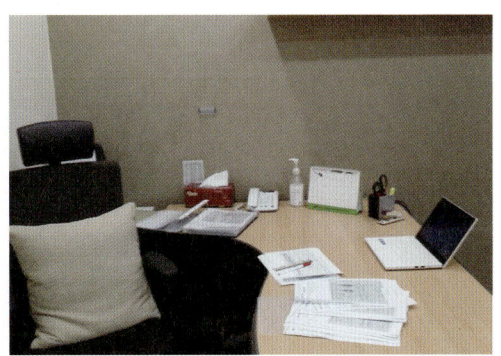

에서부터 노트북까지의 거리가 너무 멀기 때문에 자연스럽게 머리를 앞으로 내밀게 되며 낮은 모니터 높이로 인해 머리와 몸이 아래로 향한다. 그 결과 구부정한 자세를 취하는 것이다. 키보드 위치 역시 노트북에 붙어 있어 팔을 앞으로 뻗어야만 한다. 그렇게 되면 등의 날갯죽지 부위가 욱신거리는 상부등 통증이 생긴다. 그렇다면 실제로 이런 업무환경에서 일하는 사람의 자세는 어떨까?

아래의 사진을 보면, 자세가 구부정하며, 머리를 앞으로 내밀고 있는 것을 확인할 수 있다. 이와 같은 자세는 무의식적으로 나쁜 업무환경에 맞추어 업무를 보다가 발생된 지극히 자연스러운 현상이다. 누구라도 이런 업무환경에 놓여 있다면 머리를 앞으로 내밀고, 등을 구부정하게 하고, 팔을 뻗을 수밖에 없다. 모든 물건들은 인체에 자극을 준다. 모니터가 너무 멀리 떨어져 있으면 시각정보를 얻기 위해 모니터를 더 잘 보려 머리를 내밀게 되고, 키보드가 너무 몸과 떨어져 있으면 정보를 입력하기 위해 손을 멀리 뻗는다. 의자가 책상에 비해 너무 낮으면 책상에서 이루어지는 모든 작업에 있어 팔꿈치가 지나치게 들린 상태에서 업무를 보게 된다. 이런 업무환경에서 오랜 시간 일하게 되면 인체의 감각신경들은 그런 자세에 맞추어 근육의 긴장도, 관절의 위치,

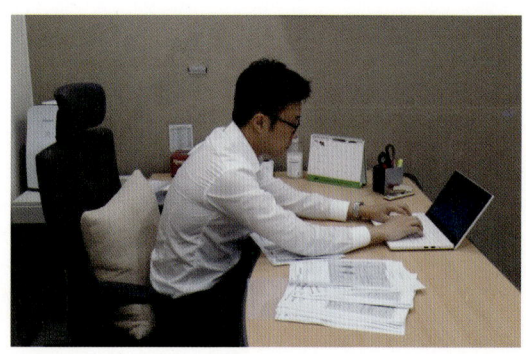

움직임에 대한 정보를 소뇌로 전달하게 되고, 소뇌는 그 자극을 분석하고 처리한다. 문제는 이런 일들이 오랜 시간 반복되었을 때다. 처음에는 나쁜 업무환경에

맞춰진 자세를 불편하게 여기지만 3개월 정도 지나면 어느덧 이런 자세에 소뇌가 적응되어 마치 이 자세가 나에게 최적화된 자세라고 착각을 일으키게 된다.

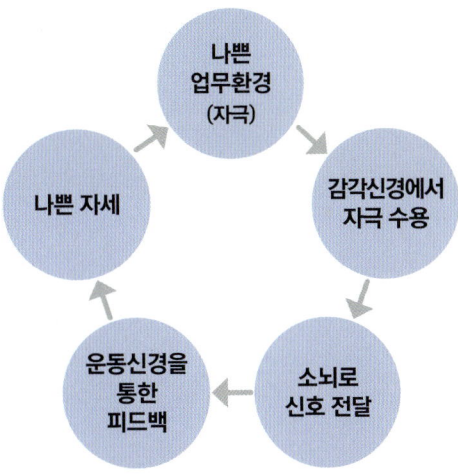

소뇌에서 변형된 자세를 최적화된 자세로 착각을 하게 되어 일어나는 가장 큰 문제는 바른 자세를 오히려 나쁜 자세로 오해하는 현상이다. 나쁜 업무환경에 맞춰진 자세로 인해 바른 자세가 불편하게 느껴지는 것이다. 마치 굴러온 돌이 박힌 돌을 빼내는 것처럼 나쁜 자세가 바른 자세의 행세를 하게 된다. 이런 모순된 상황의 시작은 결국 나쁜 업무환경에서부터 비롯된 것이다.

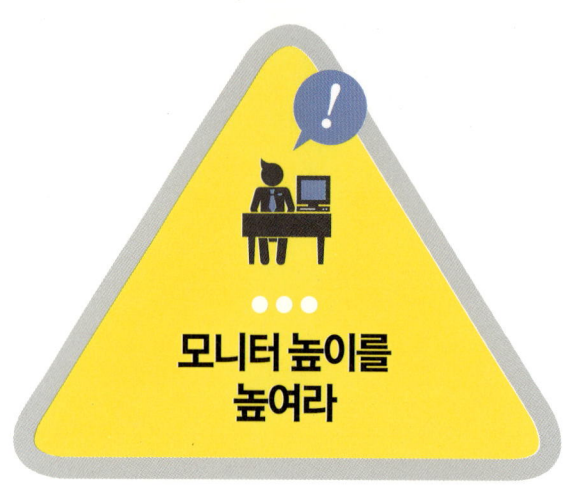

모니터 높이는 당신의 목 건강을 위한 매우 중요한 요인이다.

  사무직 근로자들은 대부분 모니터를 보며 일을 한다. 하루 6시간 이상을 모니터를 바라보며 일한다. 그런데 그 모니터의 높이가 너무 낮으면 어떻게 될까? 눈을 아래로 내려다보며 일할 것이다. 그렇게 되면 자연스럽게 목을 숙일 것이고, 목 주변의 근육들도 자극을 받는다. 시간이 지나면 나도 모르게 모니터를 향해 고개를 숙이게 된다. 내가 원치 않아도 모니터에서부터 나오는 자극의 위치가 내 눈보다 낮기 때문에 목을 숙이게 되는 것이다. 이런 환경에서는 내가 아무리 목의 자세를 바르게 하려고 해도 할 수 없게 된다. 목을 숙이도록 유도하는 자극이 사라지지 않는 한 말이다. 그러므로 당신이 거북목을 예방하고 싶다면 의자에 앉아 척추를 세우고 내 눈높이에 맞춰 모니터 높이를 높여야 한다. 척추를 곧게 세우고 바른 자세를 취한 다음, 그 상태에서 모니터 끝단이 적어도 눈높이보다는 높아지도록 모니터 높이를 올리자. 모니터 높이가 조절이 안 된다면 책이나 상자를 밑에 받친다. 그런 다음 모니터의 아래쪽 테두리 부분을 나에게 가까운 쪽으로 당겨주어 전체 모니터가 약 5도 정도 뒤로 기울여지도록 만든다. 모니터와 내 눈과의 거리는 팔을 뻗은 정도가 적당하다.

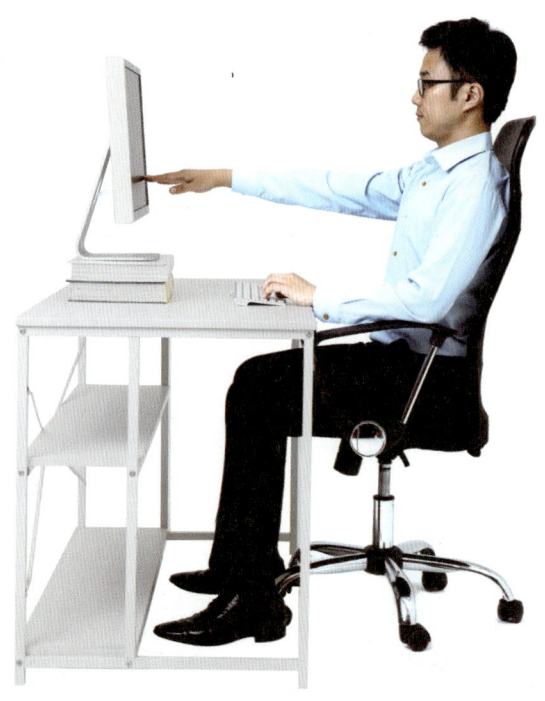

모니터 높이와 거리 설정하는 법

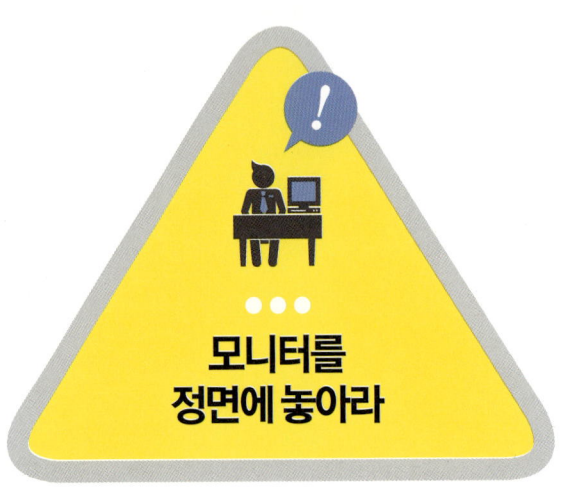

신체 각 부위에 눈이 달렸다고 가정해보자. 그리고 자신의 신체에서 골반과 가슴, 얼굴이 서로 같은 방향을 하고 있는지를 살펴보자. 실제 이 방향이 같지 않다면 모니터와 책상의 위치를 살펴봐야 한다. 책상은 정면에 있는데 모니터가 좌측이나 우측에 있다면 자연스럽게 몸을 돌릴 것이다. 이렇게 되면 척추가 비틀어져 통증을 일으킨다. 모니터 방향과 책상의 방향을 같게 두어 골반

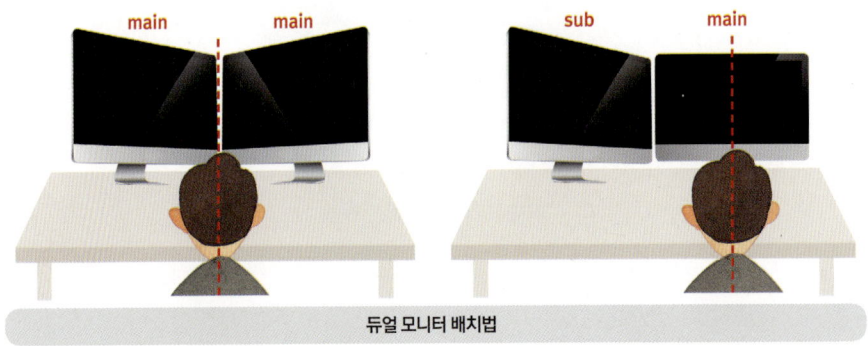

듀얼 모니터 배치법

과 가슴, 얼굴이 한 방향을 보도록 하는 것이 좋다. 만약 듀얼 모니터를 쓴다면 듀얼 모니터를 하나의 모니터로 간주하고 가운데 로 모아두는 것이 좋다. 하나의 모니터가 메인이 되고 나머지가 보조가 되는 개념이라면 메인을 정면에 놓고 보조 모니터를 좌우측에 배치하자. 이때는 30도 각도로 맞춘다.

STORY
듀얼 모니터는 30도로

L사에 근무하는 P사원은 고개를 돌릴 때 마다 왼쪽 가슴과 팔에서 찌릿한 통증을 느꼈다. 간단한 목 유연성검사와 근육 테스트를 해보니 왼쪽 사각근(목을 옆으로 기울이거나 돌리는 근육)의 긴장이 심했다. 그의 업무 환경을 조사해보았더니 재밌있는 사실을 발견했다. P사원은 평소 듀얼 모니터를 사용하는데 메인으로 사용하는 모니터가 정면에 있는 반면, 보조 모니터가 90도로 우측에 위치하고 있었던 것이었다. 그래서 P사원은 자신도 모르게 고개를 항상 우측을 돌리면서 업무를 보게 되었고, 그럴 때마다 반대쪽으로 목을 돌리는 사각근 부위가 긴장하면서 팔과 가슴으로 지나는 신경을 압박했던 것이다. 일단 긴장된 사각근을 풀어주고, 스트레칭을 실시했다. 그리고 보조 모니터 위치를 메인 바로 옆에 30도 각도로 붙일 것을 권했다. 1주일 뒤 경과를 확인해보니, P사원을 괴롭히던 통증은 많이 호전되었으며, 그녀는 함께 근무하는 동료들의 잘못된 모니터 위치를 바꾸어주었다고 자랑을 했다.

모니터 못지않게 자세에 영향을 미치는 업무환경은 마우스와 키보드다. 마우

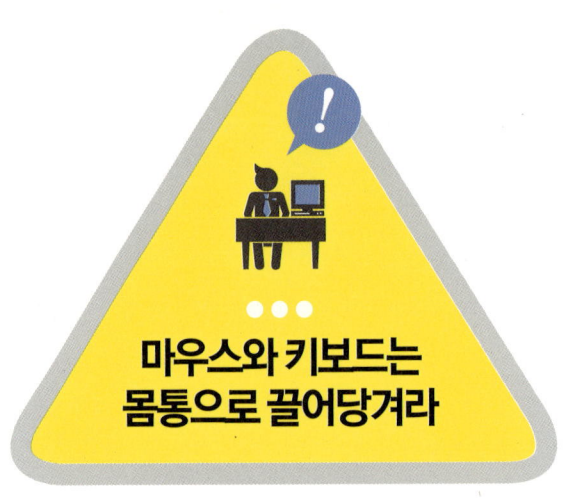

스와 키보드는 손을 이용하여 반복적으로 사용하는 도구로, 어떻게 사용하느냐에 따라 손목과 팔꿈치, 어깨와 척추에도 큰 영향을 미친다.

업무를 보다 보면 서류 작업을 하기 위해 마우스와 키보드를 몸에서 멀리 떨어뜨린다. 이 거리는 자세에 있어 매우 중요하다. 마우스와 키보드를 향해 팔을 뻗었을 때 자신의 팔 길이보다 멀어지면 등을 구부려야 한다. 이것은 굽은등의 원인이 된다. 팔을 뻗은 정도의 거리에 놓여 있어도 날개뼈와 척추 사이, 즉 날갯죽지 부분에 위치한 능형근이라는 근육이 긴장되어 상부등 통증을 일으킬 수 있다. 마우스와 키보드와 몸과의 가장 적합한 거리는 팔꿈치가 몸에 가깝게 있는 정도여야 한다. 만약 마우스와 키보드와 몸과의 거리는 멀지는 않은데 의자가 너무 낮거나 책상이 높아서 팔꿈치가 들리면 어깨 관절에 과도한 부담이 되어 어깨 통증의 원인이 된다. 그러므로 마우스와 키보드 위치는 팔꿈치가 몸에 가까우면서도 팔꿈치의 각도가 90~120도 사이여야 하며, 팔이 지면과 수평이 되도록 한다. 마우스와 키보드가 몸에서부터 멀어지지 않도록 끌어당기자.

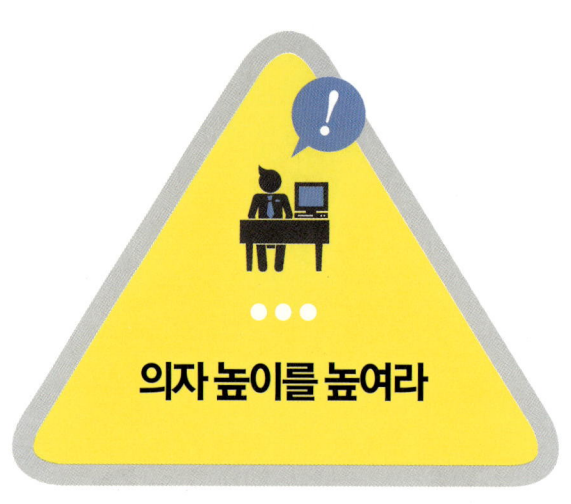

의자 높이를 높여라

키보드와 마우스를 집으려 팔을 올렸을 때, 팔과 어깨가 위로 들리면서 팔꿈치가 몸통에서 멀어지면 의자 높이가 맞지 않는 것이다. 팔이 지면과 수평이 되도록 의자 높이를 조정하자. 그리고 허벅지 역시 수평이 되도록 한다. 보통 정강이 길이만큼 의자 높이를 높여주는데, 우선 팔의 수평을 맞추는 데 초점을 두고 의자 높이를 조절한다. 만약 정강이뼈 길이보다 의자 높이가 높아진다면 발이 뜰 것이다. 이럴 땐 '발 받침대'를 이용하는 것이 좋다.

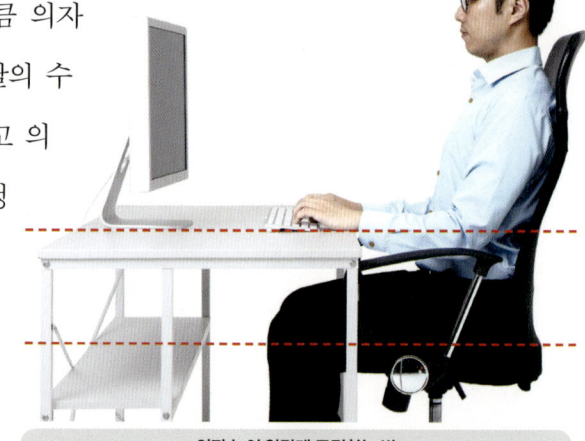

의자 높이 알맞게 조절하는 법

서류를 이용한 작업은 보조물을 이용하자

흔히 서류를 보며 일을 할 때 키보드와 마우스를 앞에 놓고 작업하는 경우가 많다. 그렇게 되면 자연스럽게 마우스와 키보드의 거리 그리고 모니터의 거리가 멀어지게 되어 구부정한 자세가 되기 쉽다. 이것은 목과 어깨 그리고 어깨 관절에 통증을 일으키는데 서류작업을 할 때에는 모니터 홀더에 서류를 꽂아 두고 작업을 하는 것이 좋으며, 두꺼운 책이라면 옆에 독서대를 두고 작업하는 것이 좋다.

 ## 손목은 수평을 유지하고 손목 보호쿠션을 사용하자

마우스와 키보드 작업을 할 때 손목이 구부러지게 해서는 안 된다. 손목이 구부러질 경우 동일한 양의 작업에도 손목 부위에 심한 스트레스가 가해져서 수근관터널증후군의 원인이 된다. 그러므로 되도록 키보드를 세우지 말고 수평을 유지하도록 한다. 또한 손목이 책상 면이나 모서리에 지지하는 자세로 인해 접촉성 스트레스를 받지 않도록 손목 보호쿠션을 사용한다. 키보드의 정중앙이 모니터 중앙과 일치하도록 한다. 그러나 키보드 작업 중 알파벳 버튼을 많이 사용할 때에는, 이렇게 배치하게 되면 자칫 오른쪽 손목이 꺾일 수 있으니 알파벳 부분을 기준으로 모니터 중앙과 맞추도록 하자.

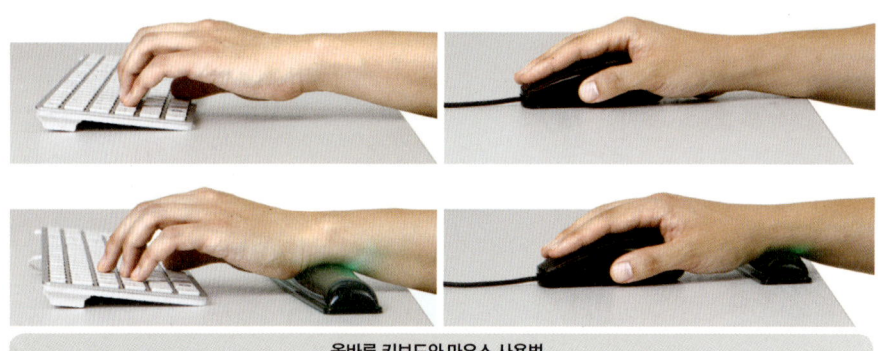

올바른 키보드와 마우스 사용법

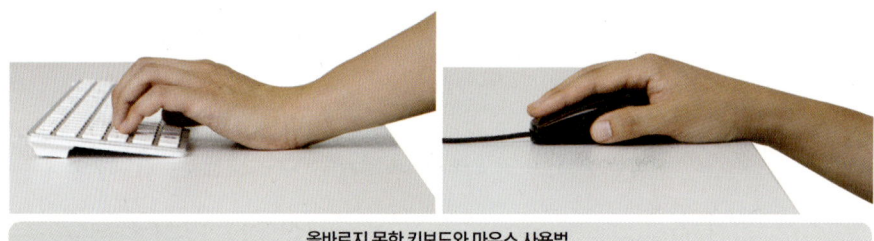

올바르지 못한 키보드와 마우스 사용법

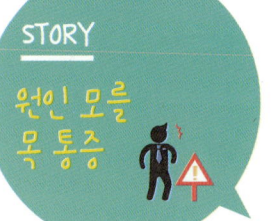

STORY
원인 모를
목 통증

S사에 근무하는 책임연구원 K씨는 원인 모를 목과 등 통증에 시달리고 있었다. 책상에 앉아 공부하는 시간이 늘어날수록 목과 등의 통증은 더 심해졌다. 그는 6년 이상 사무직 환경에서 일을 했는데, 반복적인 마우스 사용으로 오른쪽 어깨 통증까지 생겨 정형외과와 한의원을 자주 드나들었다. 하지만 늘 일시적으로 좋아질 뿐 목과 등, 어깨 통증은 쉽게 사라지지 않았다.

그 이후 회사에서 운영하는 근골격예방운동센터에 방문하여 자신의 문제가 자세에서 비롯된 것임을 알게 된 K씨는 바른 자세를 실천하기 위해 다음과 같이 노력했다.

"저는 우선 모니터 아래쪽에 두꺼운 책을 한 권 받쳐서 눈높이가 책상 아래를 쳐다 보지 않고 정면을 응시할 수 있도록 했습니다. 그리고 키보드와 마우스를 배 쪽으로 당겨서 놓았고 의자에는 목받침과 등받침을 설치했습니다. 몸은 되도록 책상에 바싹 붙여 앉고 엉덩이는 의자 끝에 붙이려고 노력했어요. 그리고 하루에 여러 번 티슈통을 등에 받치고 바른 자세 연습을 했습니다. 그래서 종종 지나가시는 분들이 "너는 왜 이리 꼿꼿하게 앉아 있냐.", "멀리서 보면 너만 보인다." 라고 할 정도였죠. 센터 방문 이후 3개월이 지나 다시 측정을 해보니 많이 교정되어서 내심 기뻤습니다. 하지만 지금도 생활 중에 조금이라도 구부정하게 일을 했던 자세가 나오면 등 통증이 찾아오고 어깨가 불편하여 그때마다 자세를 바르게 하려고 노력하고 있습니다."

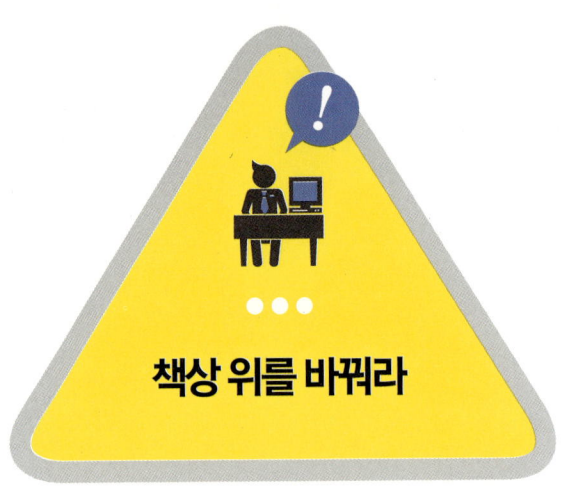

많은 사람들이 업무환경에 내 몸을 맞추며 불편하게 일을 한다. 업무환경의 위치와 배열이 나쁘면 아무리 스스로 자세를 바르게 하려고 해도 쉽게 자세를 바르게 할 수 없다. 내 몸에 업무환경을 맞추어 보다 편안하고 바른 자세를 유지하고, 보다 편하게 일하려면 어떻게 해야 할까? 지금부터 차근차근 살펴보도록 하자.

 데스크탑 사용법

모니터 높이는 바른 자세에서 모니터 끝단이 눈높이보다 높게 맞춘다. 키보드와 마우스는 팔꿈치가 수평이 되도록 90~120도 각도를 만들고 최대한 몸통에 가깝게 한다. 의자에 앉았을 때는 무릎이 90도를 유지하고, 허벅지는 지면과 수평이 되는 정도로 책상과 의자 높이를 조절한다. 보조 허리 받침대 및 허리쿠션이 골반 위 허리 곡선 부분에 놓이도록 고정시키고, 발바닥이 지면에 잘 놓이도록 하되, 발이 닿지 않을 경우 발 받침대 사용한다. 모니터 홀더 및 독서대 등을 사용하여 문서 작업을 한다. 손목 보호쿠션을 사용한다.

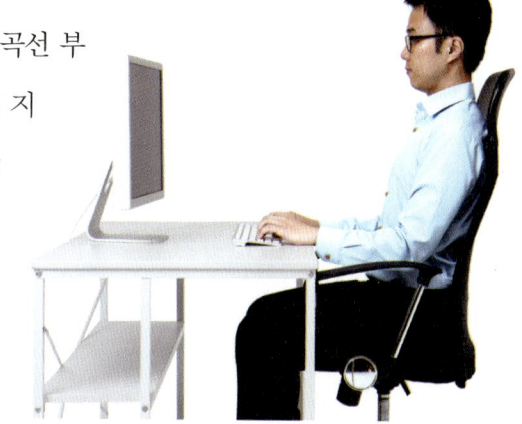

 ## 노트북 사용법

노트북 받침대 사용을 권한다. 받침대가 없으면 책이나 기타 도구를 활용하여 모니터 높이를 높인다. 마우스와 키보드는 간이 USB 형태나 무선으로 된 것을 활용하도록 한다. 카페에서 작업할 경우에는 푹 꺼진 소파에 앉지 말고, 되도록 일반 의자에 앉도록 한다. 또한 카페에서는 인간공학적인 환경 세팅이 힘들기 때문에 30분 마다 한 번씩 일어나는 게 좋다.

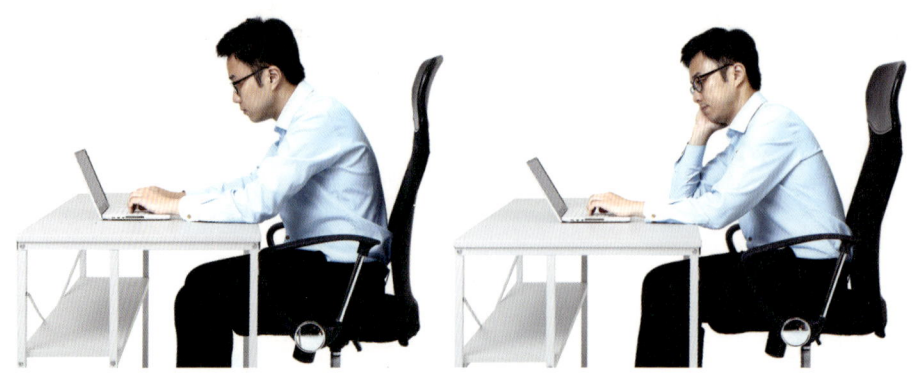

노트북 사용 시 나쁜 자세

스마트폰 사용법

스마트폰은 가슴 높이 정도까지 올려서 사용한다. 문자를 입력할 때에는 가로보다는 세로로 사용한다. 이는 엄지손가락을 최대한 덜 뻗게 하기 위해서다. 스마트폰 단축키 버튼을 활용하여 문자 입력 횟수를 줄인다. 운전 중이나 작업 중 통화를 할 때는 이어폰을 사용한다.

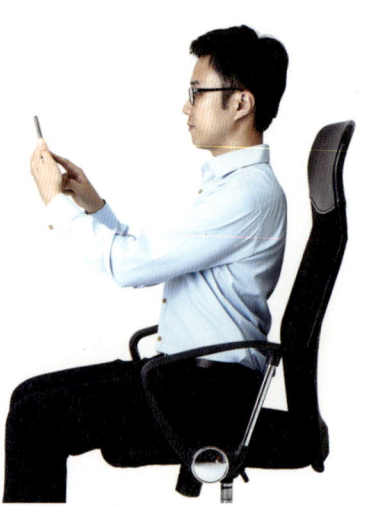

나쁜 업무환경(통증 부위)	개선 방법
모니터가 낮아서 고개를 숙이고 등을 구부림 (목, 어깨)	모니터 눈높이에 맞게 높이기
모니터가 너무 높아서 고개를 젖힘(목)	모니터 눈높이에 맞게 낮추기
모니터 거리가 너무 멀어서 허리를 숙임 (목, 허리)	팔 뻗어 닿는 거리에 모니터 놓기
모니터가 정면에 놓여 있지 않아 목을 한쪽으로 꺾음(목, 어깨, 허리)	모니터를 키보드와 몸통 정중앙에 놓기
듀얼모니터가 서로 떨어져 있어서 목을 한쪽으로 돌림(목, 허리)	듀얼모니터를 붙여서 사용, 모니터 역할에 따라 각도 바꿔서 세팅하기
의자가 너무 낮거나 팔걸이가 높아 어깨가 들림(어깨)	팔걸이와 의자 높이 낮추기
책상 밑에 물건이 있어 무릎이 들어가지 않아 허리를 숙임(목, 허리)	책상 아래에 있는 물건을 치우거나 책상을 교체하여 공간 확보하기
의자 높이가 조절이 안 되어서 구부정한 자세를 취함(목, 허리)	높이 조절이 가능한 의자로 교체하기
서류 위치가 모니터 근처에 있지 않고 책상 위에 놓여 있어 고개를 숙인 채 작업함(목, 어깨)	서류받침대 및 모니터 서류홀더 설치하기
마우스와 키보드의 높이가 서로 달라서 몸을 기울이거나 어깨 높이 차이 발생(손목, 팔꿈치, 어깨)	마우스와 키보드의 높이가 같도록 세팅하기
키보드가 멀어서 팔을 펴고 작업(어깨, 상부등)	팔꿈치가 몸통에 가깝게 키보드 끌어당기기
마우스가 멀어서 팔을 뻗고 작업(어깨, 사용하는 쪽 등)	팔꿈치가 몸통에 가깝게 마우스 끌어당기기
손목이 책상에 접촉되어 있음(손목)	손목 보호쿠션 사용하기
노트북 키보드 사용으로 손목이 꺾임(손목)	노트북 보조 키보드 사용
전화기, 팔을 뻗어 닿는 위치에 놓여 있지 않아 허리를 숙임(허리)	전화기, 팔을 뻗어 닿는 위치에 놓기

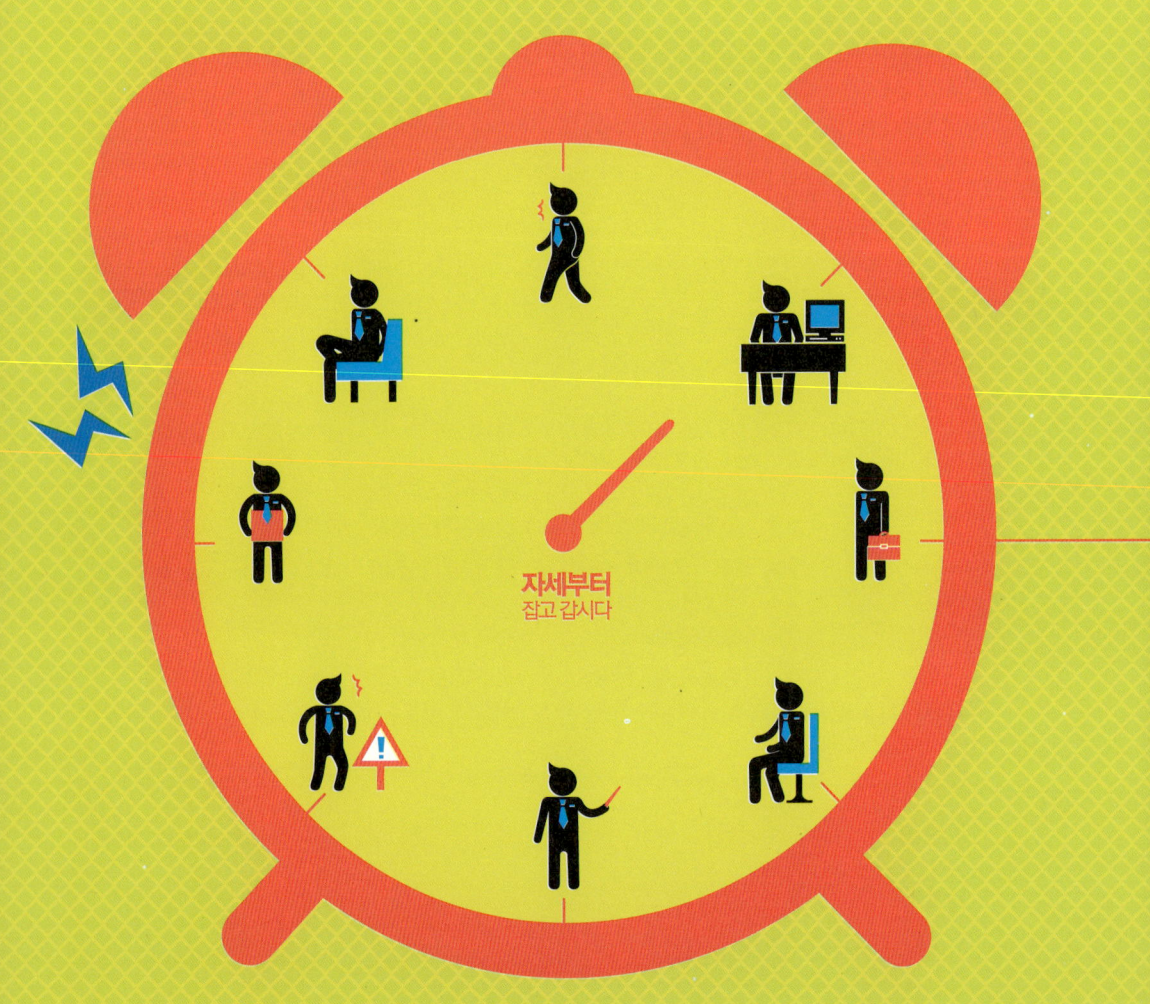

바른 자세를 위한
1분 오피스 운동법

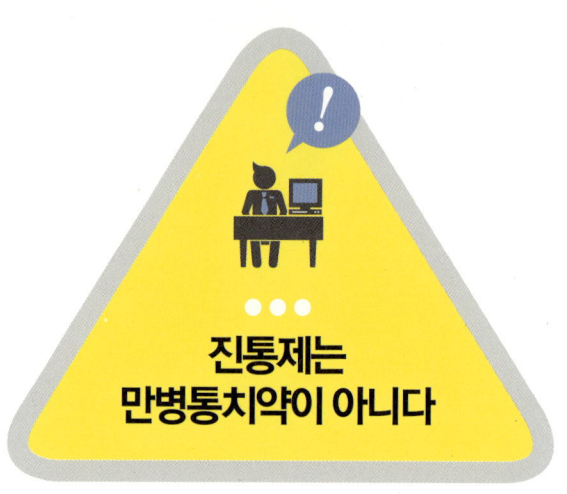

진통제는 만병통치약이 아니다

당신은 고속도로를 신나게 달리고 있다. 그때 갑자기 옆 차선에서 달리던 트럭 한 대가 깜박이를 켜지 않은 채로 끼어들기를 시도하려고 한다. 자칫 잘못하면 사고로 이어질 수 있는 위험한 순간이다. 이런 상황에서 당신은 어떤 행동을 취하게 될까? 일단 경적을 울릴 것이다. 더 이상 차가 끼어들지 못하도록 신호를 보내는 것이다. 지금까지의 상황만으로는 아직 사고는 일어나지 않았다. 그런데 트럭이 경적 소리를 무시하고 계속해서 끼어들기를 시도한다면 어떻게 될까? 아마도 고속도로임을 감안할 때 대형사고로 이어질 것이다.

통증도 마찬가지다. 우리에게 찾아오는 목과 어깨, 허리 통증은 자동차의 경적소리와도 같은 것이다. 우리 몸에 위험한 일이 생길 거라는 경고 신호다. 어떤 물리적인 스트레스나 위험한 상황이 발생하면, 우리 몸은 스스로를 보호하기 위해 통증을 일으켜 뇌에 경고를 보낸다. 이런 점에서 우리는 통증 신호가 일어나게 된 근본 원인이 무엇인지를 찾아내려는 노력을 기울여야 한다. 그러나 많은 사람들은 통증 신호의 근본 원인보다는 그 신호 자체를 없애려는 데 많은 노력을 기울인다.

통증을 줄이기 위해 우리는 '진통제'를 복용한다. 진통제를 먹으면 왠지 통증이 줄어드는 것 같고, 심지어는 병이 나은 느낌까지 든다. 그런데 문제는 진통제가 과연 통증을 해결하는 데 근본적인 방법인가 하는 점이다. 요리를 하다가 칼에 새끼손가락이 베였다고 가정해보자. 아마도 피가 나고, 욱신거리면서도 아린 통증이 느껴질 것이다. 베인 상처 부위에서는 통증 신호를 척수를 거쳐 뇌로 전달한다. 그래서 손가락이 베인 상황의 심각성을 뇌가 자각할 수 있게 하고, 뇌는 근본적인 조치를 취해달라고 요청한다. 그런데 이때 진통제를 먹는다면 상황은 어떻게 될까? 아마도 통증이 덜 느껴질 것이다. 사실 진통제는 통증이 뇌로 전달되는 것을 방해한다. 즉, 경고 신호를 약하게 하거나 차단하는 셈이다. 물론 진통제가 하나의 수단으로서 통증의 악순환 고리를 끊는 역할을 해주지만 칼에 베인 상처까지는 없애지 못한다. 자세로 인한 만성 통증 역시 진통제의 오류처럼 근본적인 원인을 생각하지 않고서는 해결할 수 없다. 만성 통증만 해결하려고 임시방편의 노력을 취하면 그때만 괜찮아질 뿐 통증은 재발되기 마련이다.

그렇다면 우리가 일반적으로 겪는 목, 어깨, 등, 허리 통증을 해소하기 위한 근본적인 원리와 해결책은 무엇일까?

**STORY
잘못된 허리 운동**

L사에 근무하는 M씨는 만성 요통으로 고생하고 있다. 허리 가운데가 늘 뻐근하고 묵직한 느낌이 든다. 일에 집중을 하려고만 하면 생기는 허리 통증은 업무효율을 떨어뜨리기까지 한다. 병원을 찾은 M씨는 일자허리를 진단과 함께 의사로부터 허리 강화운동을 권유받았다. 그래서 그는 매일 허리를 젖히는 운동을 했는데, 이상하게도 그 운동을 할수록 허리가 더 아파왔다. M씨는 그저 자신의 허리가 아직 약한 상태라서 그럴 것이라며 여기고 그 운동을 더 열심히 했다. 나는 M씨에게 간단한 피트니스 테스트를 실시했다. 그 결과 복근과 허리 근육의 불균형이 발견되었다. 복근은 상대적으로 약하고 허리 근육의 긴장도는 매우 심한 상태였다. 게다가 허리 근육에 통증이 있었는데, 그 근육을 직접적으로 사용해서 통증이 더 심해진 것으로 보였다. 나는 그에게 당장 허리를 젖히는 운동을 중단하고, 몸의 절반만 일으키는 부분 윗몸일으키기와 허리 스트레칭, 옆구리 강화운동, 엉덩이 근육 강화운동을 할 것을 조언했다.

3일 뒤에 M씨에게 연락이 왔다. 내가 조언한 운동을 한 날부터 통증이 많이 줄어들었다고 했다. 또한 내 몸에 맞지 않는 운동을 하고 있었다는 것도 알게 되었다며 고맙다는 말을 거듭했다. 나는 통증이 어느 정도 더 줄어들면 그때에는 허리를 젖히는 운동을 병행해도 좋다고 일러주었다. 결국 그는 그동안 잘못된 운동으로 병을 키우고 있었던 것이다.

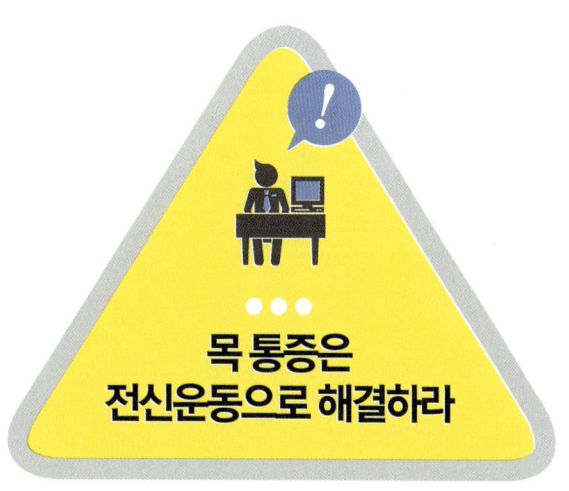

목 통증은 전신운동으로 해결하라

당신이 목 경련, 목 디스크 등 목 통증을 가지고 있다면, 웹사이트에서 '목 강화운동', '목 디스크 운동법' 등을 검색해보고, 적당히 괜찮은 운동법을 찾아 열심히 따라해볼 것이다. 그러나 이내 곧 열심히 운동해도 증상이 쉽게 호전되지 않는다는 느낌을 받을 것이다. 왜 그럴까? 실제 목과 관련된 통증은 목만의 문제로 발생하는 것이 아니다. 목과 관련된 통증은 어깨, 등, 턱관절, 허리 근육 등 다양한 부위와 연결되어 발생한다. 어깨가 굽으면 어깻죽지 부위의 상부승모근이라는 근육이 긴장하게 되는데, 이 근육은 목에서부터 어깨로 연결되어 있다. 또한 굽은 등은 거북목을 동반하며, 허리 근육의 약화는 몸통의 안정성을 약화시켜 목 부위의 긴장을 유발한다. 턱관절 불균형은 고개의 기울어짐 증상을 유발하여 목 근육 불균형의 원인이 된다. 목 근육이 몸 전체의 자세나 근육 불균형에 영향을 받는 것은, 인체가 중심을 잡을 때 마지막에 머리 위치를 조정하기 때문이다. 등이나 허리 근육이 불균형하면 머리를 잡아주는 목 근육은 그에 대응하여 자세를 조정할 수 없다.

목 통증으로 고생하고 있다면 우선적으로 목 주변에 위치한 턱관절, 어깨, 등 부위를 같이 운동하고, 더 나아가 전신운동을 함께하는 것이 좋다. 실제로 목 디스크로 고생하고 있는 S전자의 한 직원은 목 스트레칭을 비롯하여 전신 스트레칭을 지독하게 실시하여 2개월 만에 통증을 완화시키기도 했다. 또한 가볍게 걷기와 같은 중등도 강도의 유산소운동도 목 통증 해소에 도움이 된다. 목이 아프면 일단 턱, 목, 어깨 균형을 바로잡는 운동과 함께 전신 스트레칭 및 근력운동, 유산소운동을 병행하여 실시하는 것이 좋다.

1분 오피스 운동법

사무실에서 가볍게 할 수 있는 6×6 운동법을 소개한다. 이 운동은 턱, 목, 어깨의 균형을 고려한 운동으로 거북목을 교정하고, 턱관절의 균형을 회복하는 데 효과가 있다. 또한 턱에서 소리가 나거나 얼굴 비대칭이 심한 사람들에게도 효과적인 운동이다.

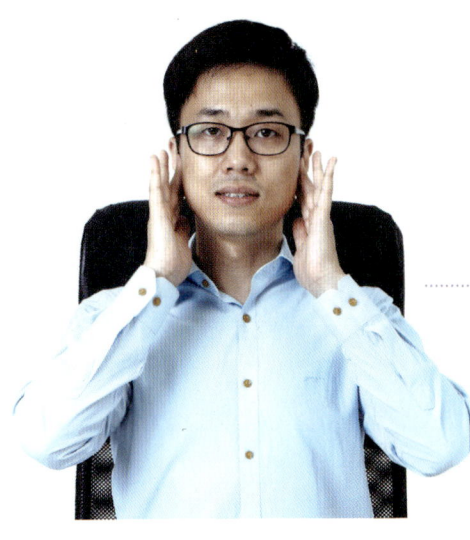

혀, 입천장에 붙이기

혀끝을 입천장 가운데에 붙인다. 혀를 입천장 앞에서 3분의 1 지점, 좌우 정중앙 부위에 붙인다.

턱 회전운동

귀 앞 턱관절에 두 손가락을 붙이고 혀가 떨어지지 않는 범위 내에서 입을 벌렸다가 닫았다가를 반복한다. 이때 윗니와 아랫니 사이가 설소대와 일직선이 되게 한다. 10회 실시한다.

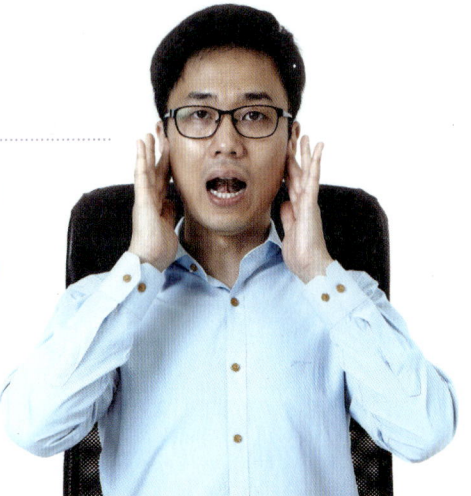

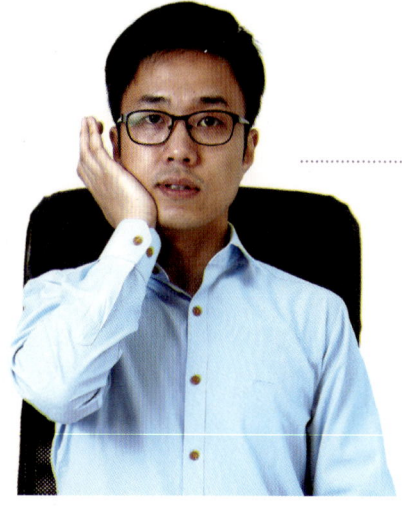

턱 옆으로 밀기 01

손바닥을 아래턱 옆에 놓은 후, 옆으로 밀면서 힘을 준다. 얼굴 모양은 변하지 않은 상태에서 턱에 힘이 들어가도록 한다. 이 자세를 5초간 유지한다. 좌우 번갈아 가며 2회 실시한다.

01 목 젖히기

사원증을 목 뒤에 건 뒤 앞으로 당긴다. 목을 중심으로 고개를 뒤로 젖혔다 숙였다를 반복한다. 사원증이 없다면 손깍지를 목 뒤에 대고 실시한다. 이때 반드시 가슴을 편 상태에서 실시한다. 10회 실시한다.

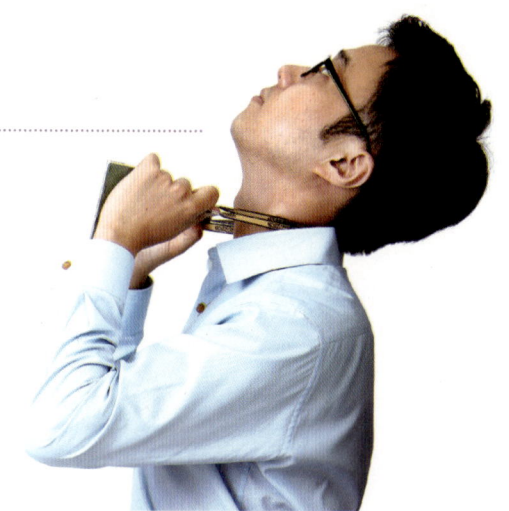

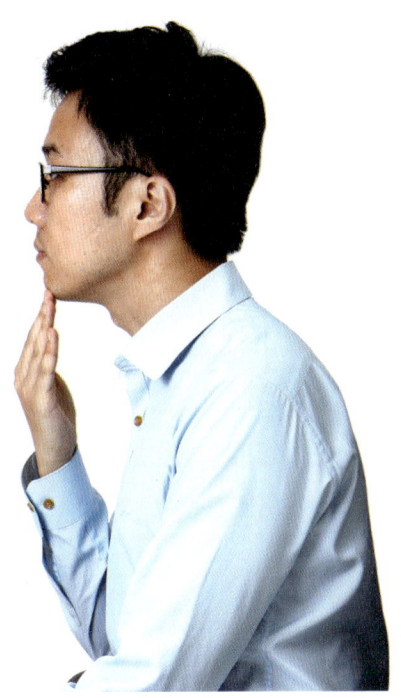
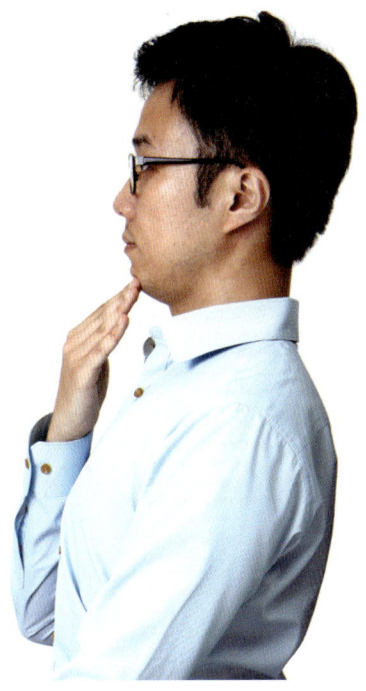

01 턱 당기기

턱을 뒤로 집어넣은 자세를 취한다. 목이 스트레칭 되는 느낌을 받을 것이다. 이 자세를 5초간 유지한다. 준비자세로 돌아온다. 2회 실시한다.

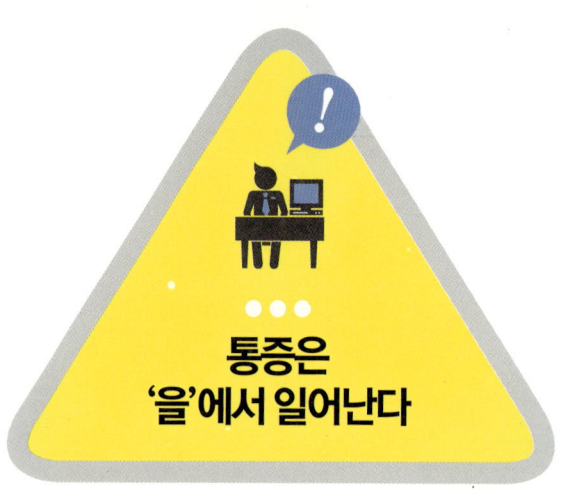

계약에는 갑을 관계가 존재한다. 일반적으로 갑은 을에 비해 행정적으로 강한 권한을 가지고 있거나 경제적으로 유리한 경우가 많다. 반면 을은 갑에 비해 상대적으로 힘이 약한 경우가 많다. 만약 갑을 계약관계에 있어서 불공정거래가 일어나 을이 매우 불리해졌다고 가정해보자. 갑과 을 중에서 공정거래위원회에 진정서를 내거나 1인 시위를 하는 쪽은 어느 쪽일까? 당연히 을일 것이다. 약자에 해당하는 '을'은 불공정거래에 대한 문제를 다른 이에게 알리고 어떤 조치를 취해달라고 요청할 것이다. 재미있게도 우리 몸의 모든 근육에도 갑을 관계가 존재한다.

키보드를 하루 종일 사용하는 사람이 있다. 그는 굽은 어깨 자세를 취하고 있다. 아마도 키보드를 몸에서 멀리 떨어뜨려 사용했을 것이다. 그 탓에 항상 팔을 뻗은 상태로 일을 해왔을 것이다. 그러다 보니 어깨 앞쪽의 근육들은 길이가 짧아졌고, 어깨 뒤쪽의 근육들은 길어졌을 것이다. 이때 어깨 앞쪽 근육이 갑이고, 뒤쪽 근육은 을이다. 통증은 주로 갑과 을 어디에서 일어나게 될까? 바로 '을'에서 일어난다.

많은 사람들은 통증을 해결하기 위해서 병원이나 한의원, 마사지숍 등을 찾는다. 그리고 주로 아픈 어깨인 뒤쪽 근육 '을'을 치료한다. 그러나 이 치료보다 중요한 것은 갑과 을의 균형을 맞춰주는 것이다. 쉽게 말해 지나치게 강해진 근육은 약하게 만들고, 약해진 근육은 다시 강하게 만들어줄 방법을 생각해야 한다. 결국 갑에게는 스트레칭이나 이완요법과 같은 방법을, 을에게는 근력강화를 위한 밴드운동이나 덤벨운동이 필요하다. 이런 점을 고려하지 않은 채 '을'만 치료하는 것은 일시적인 해결책일 뿐이다.

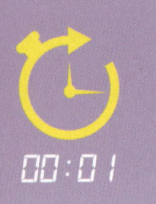

1분 오피스 운동법

사무실에서 쉽게 할 수 있는 '굽은 어깨 자세 교정운동법'을 소개한다. 이 운동은 굽은 어깨를 교정하고 만성적인 어깨 통증을 해소하는 데 도움을 준다.

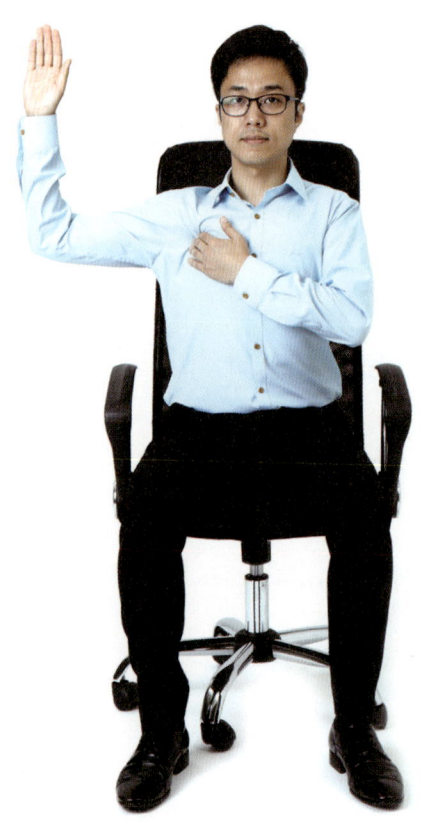

01 가슴 근육 풀어주기

팔을 어깨 높이로 올린 뒤 팔꿈치를 90도로 구부린다. 어깨와 가슴뼈 사이의 근육 부분을 손으로 마사지한다. 이 근육은 대흉근으로, 겨드랑이 앞쪽에 잡히는 근육 부위다. 마사지를 30초간 실시하며, 반대쪽도 같은 방법으로 실시한다.

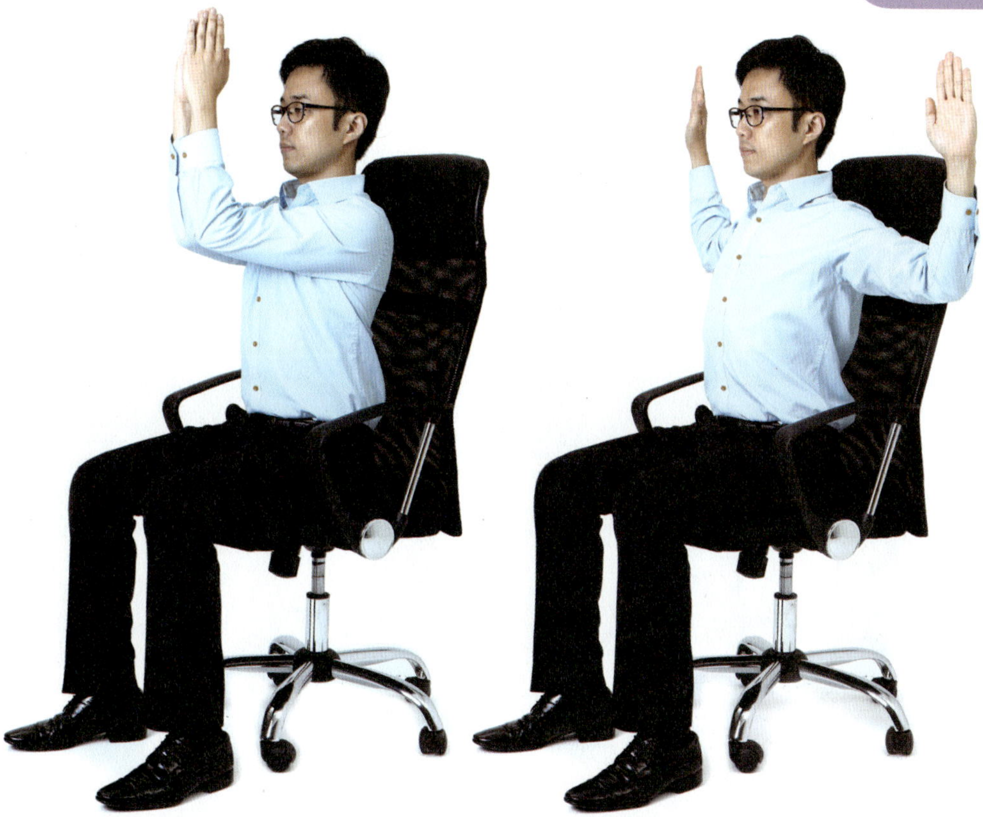

01 가슴 스트레칭

바르게 앉아 두 팔을 가슴 앞으로 모아준다. 숨을 들이마시면서 팔을 벌림과 동시에 등을 조이면서 가슴을 펴준다. 이 자세를 5초 유지한다. 3회 실시한다.

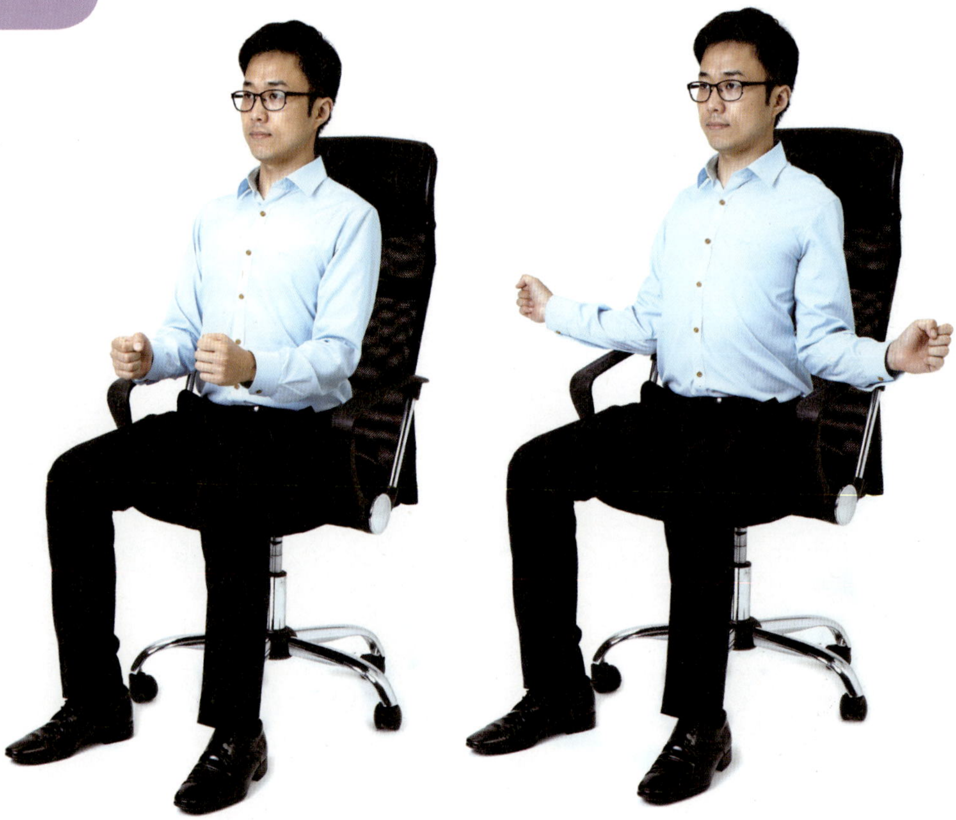

01 문열기 동작

팔꿈치를 몸통 옆에 붙인다. 이때 팔꿈치는 90도가 되도록 한다. 팔꿈치가 몸통에서 떨어지지 않도록 주의하며 문을 열듯이 팔을 옆으로 벌려준다. 이때 어깨 뒤에 힘이 들어가는 것을 느낄 것이다. 이 자세를 5초간 유지한다. 준비자세로 돌아온다. 3회 실시한다.

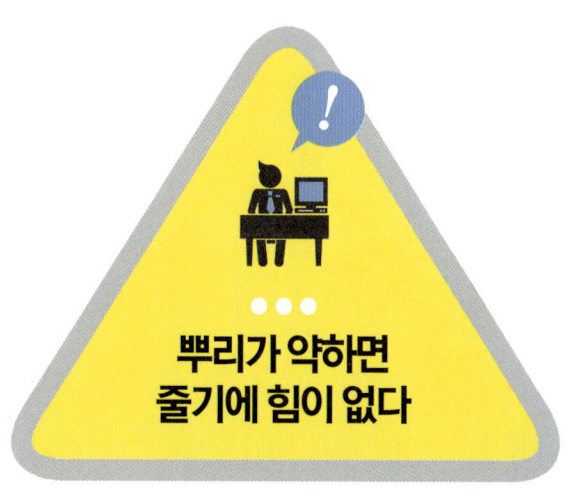

팔을 움직일 때 중요한 역할을 하는 곳은 날개뼈다. 어깨 부위에 엑스레이를 찍어보면 팔과 날개뼈의 관절 사이가 서로 분리되어 있는 것을 볼 수 있다. 이는 팔을 앞뒤 좌우로 잘 움직일 수 있도록 고안된 것이다. 그러나 실제 팔은 날개뼈에 연결되어 있는 여러 잔근육들로 잡혀 있다. 이 근육들은 팔을 움직이게 하면서도 한편으로는 팔을 잡아주는 역할을 한다. 그런데 날개뼈가 몸통에 잘 붙어 있질 않고 건들건들 불안정하게 움직인다면 어떻게 될까? 아마도 팔을 움직일 때 제대로 된 힘을 발휘할 수 없을 것이다. 뿌리가 약하니 줄기에 힘이 없어지는 것이다. 그런 상태에서 무리하게 팔을 사용하다 보면 어깨 관절에서 팔을 잡아주는 근육과 인대가 상처를 입게 되고, 여러 가지 어깨 통증이 발생하게 된다. 오십견, 회전근개손상 등이 그 대표적인 예다. 일반적으로 정상적인 날개뼈의 위치는 어깨를 향해 들려 있지 않고 꼬리뼈를 향해 있다. 결국 팔이나 어깨 관절이 아픈 경우엔 가장 먼저 해야 할 것이 날개뼈 주변 근육 운동이다. 그런 다음에 어깨 스트레칭으로 관절을 부드럽게 하여 움직임의 범위를 늘려주는 게 좋다.

STORY
날개뼈 운동 효과

   D회사의 S사원은 오른쪽 어깨 관절 통증을 호소했다. 특히 어깨를 옆쪽과 뒤쪽으로 움직일 때 관절 부위에서 찌릿찌릿한 느낌이 든다고 했다. 일단 나는 S사원의 등을 살펴보았다. 그리고 양측 날개뼈 지점과 척추 부위에 스티커로 붙인 뒤 거리를 측정했다. 그 결과 유독 S사원의 오른쪽 날개뼈 부위가 척추에서부터 멀어져 있는 것을 확인할 수 있었다. 특히 오른쪽 날개뼈의 위치가 어깨 앞쪽과 위쪽을 향해 있었다. 날개뼈를 안정적인 위치에 놓는 것이 급선무였다. S사원에게 오른쪽 가슴 근육 스트레칭과 길어진 날개뼈를 잡아주는 밴드 잡아당기기 운동을 권했다. 또한 날개뼈의 움직임을 살려주는 스트레칭과 어깨 관절을 늘려주는 스트레칭도 지도해주었다. 그리고 이 운동들을 매일 꾸준히 할 것을 권유했다. 며칠 뒤 S사원에게 연락이 왔다. 운동을 하고 나서 통증이 줄어들었으며 어깨의 움직임 역시 많이 좋아졌다고 했다.

1분 오피스 운동법

사무실에서 할 수 있는 엔젤 운동법을 소개한다. 이 운동은 날개뼈를 안정적으로 만들어 어깨의 기능적인 움직임을 회복하는 데 도움을 준다.

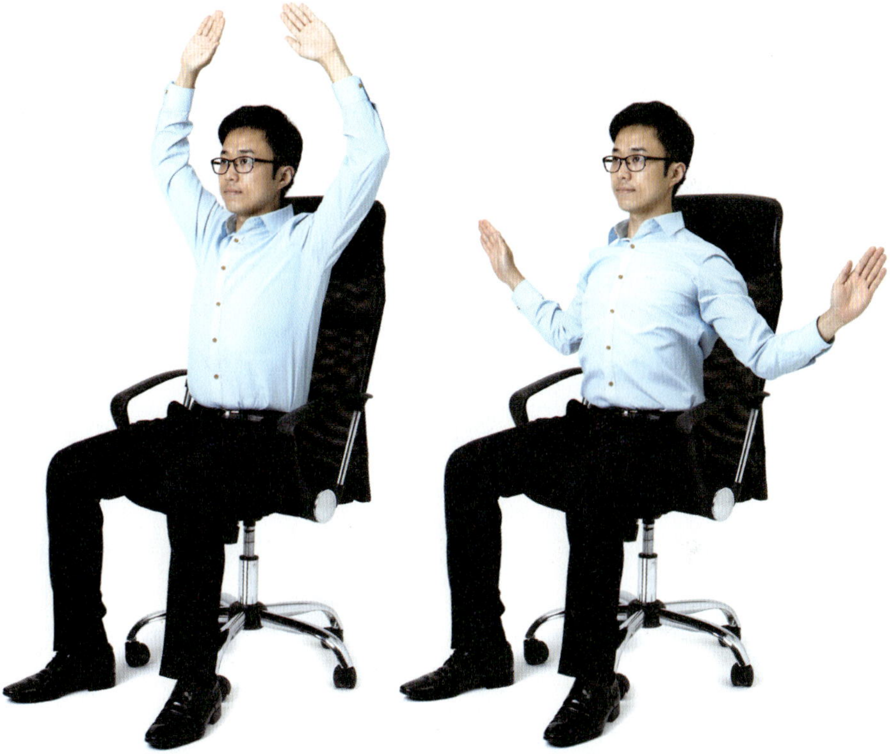

01 엔젤 ANGEL 운동

어깨 라인에 맞추어 두 팔을 옆으로 들어 올린다. 이때 손바닥은 정면을 향하게 하고 팔꿈치는 120도를 유지시킨다. 호흡을 내쉬면서 팔을 아래로 내리며 날개뼈를 꼬리뼈 방향으로 조인다. 날개뼈에 집중하며 천천히 두 팔을 위아래로 올렸다 내린다. 5회 실시한다.

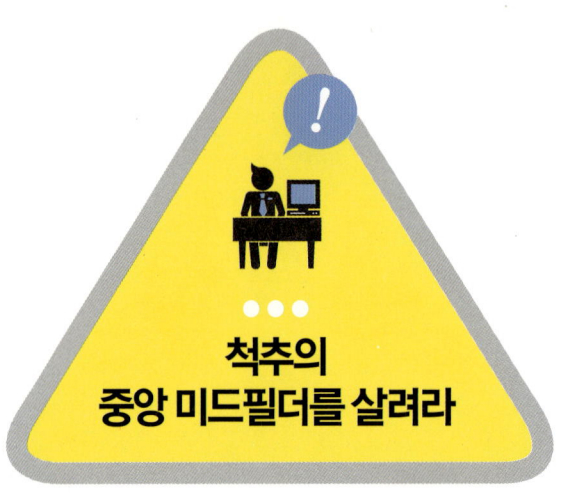

척추의 중앙 미드필더를 살려라

최근 축구의 트렌드는 허리 즉, 중앙 미드필더의 역할을 강조한다. 중앙 미드필더는 강한 체력과 정신력이 요구되는 포지션으로 공격수와 수비수 사이의 간격을 좁히고 강한 압박으로 상대의 공격을 막아낸다. 골을 넣기 보다는 묵묵히 팀을 위해 헌신하는 역할이다 보니 눈에 잘 띄지는 않는다. 그러나 중앙 미드필더가 제 역할을 다하지 못해 공격수와 수비수 사이의 간격이 벌어지면 그 경기는 잘 풀리지 않는다.

사무직 근로자들에게 설문조사를 해보면 목만 아프거나 허리만 아프거나 하는 경우보다 목과 허리가 동시에 아픈 경우가 많다. 이럴 땐 축구처럼 중앙 미드필더의 역할이 잘 이루어지고 있는지 생각해보아야 한다. 목과 허리를 연결하는 부위는 등이다. 등이 굽어 있거나 등 근육이 약해져 있으면 목과 허리 어느 부위도 바른 자세를 유지하기 어렵다. 거북목도 등이 잘 펴져 있으면 절대 머리가 앞으로 나오지 않는다. 허리 역시 등이 펴져 있으면 곡선을 쉽게 유지할 수 있지만 등이 구부정하게 되어 있으면 일자허리를 만들기 쉬운 상태로 바뀐다. 이런 현상은 목, 등, 허리가 서로 톱니바퀴와 같은 고리로 연결되어 있기 때문이다.

그래서 목과 허리가 동시에 아픈 경우엔 등 근육을 바르게 펴는 자세를 취하거나 등 근육 운동을 실시하면 좋다. 척추의 중앙 미드필더를 다시 살려주는 것이다.

1분 오피스 운동법

굽은 등 교정운동법은 사무실에서 쉽게 할 수 있으며, 좌우 또는 앞뒤로 굽어 있는 등을 반듯하게 펴주는 효과를 얻을 수 있다.

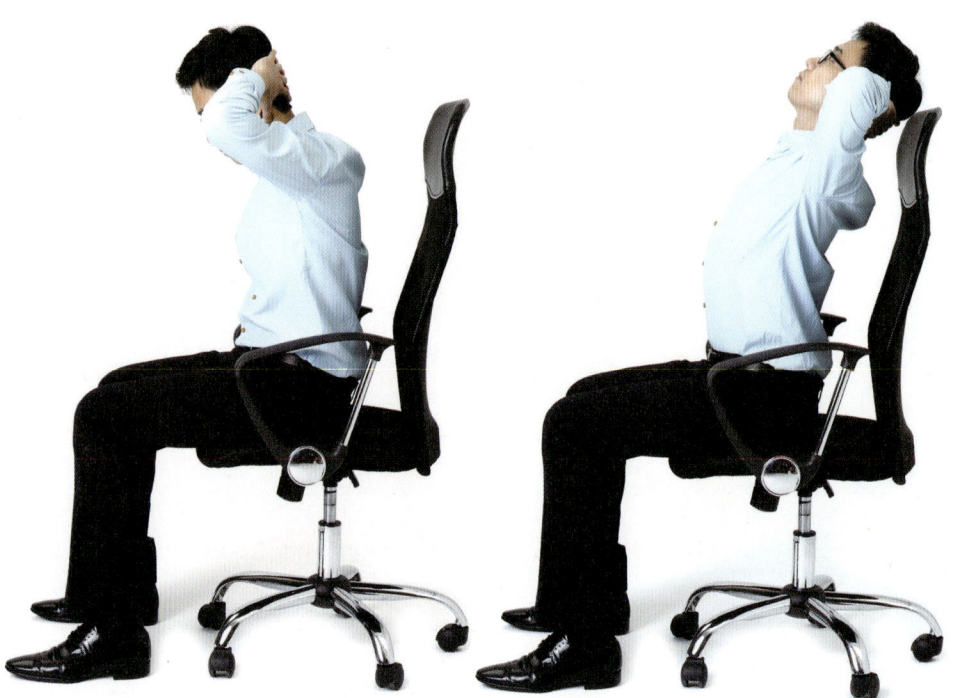

01 상체 젖히기

머리 뒤에 손깍지를 낀다. 등을 살짝 앞으로 숙인다. 호흡을 들이마시면서 천장을 보며 등을 젖히고 가슴을 펴준다. 이 자세를 5초간 유지한다. 숙이는 자세로 돌아온다. 3회 실시한다.

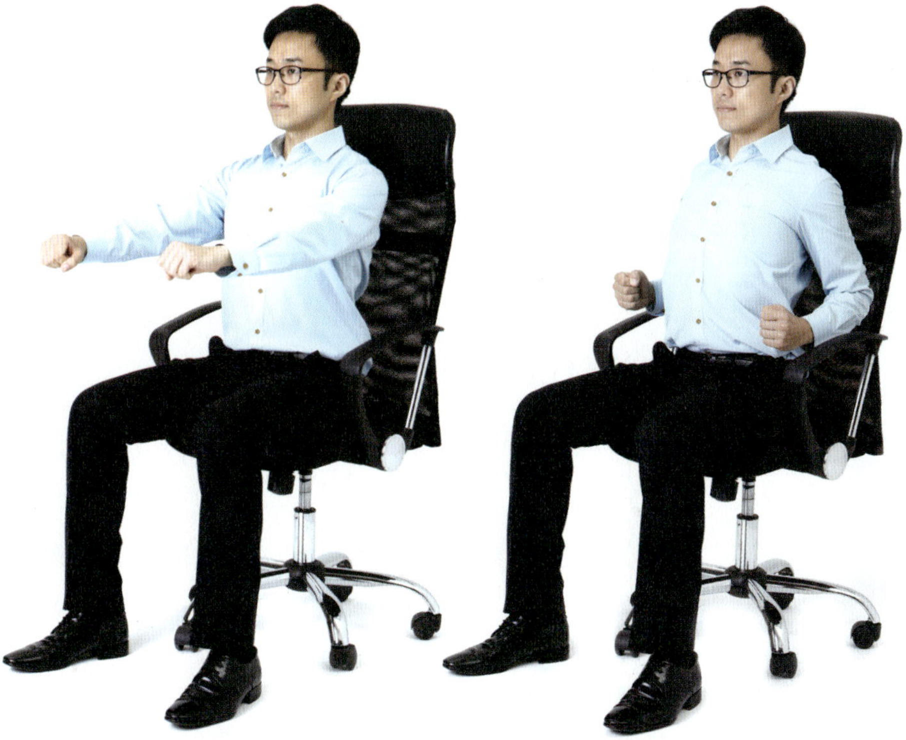

01 줄 당기기

앉은 자세에서 앞에서 줄을 잡았다고 상상한다. 줄을 잡아당기는 느낌으로 팔꿈치를 뒤로 당기면서 날개뼈를 척추 쪽 방향으로 조여준다. 어깨 앞쪽이 펴지는 느낌을 느낀 상태에서 5초간 유지한다. 준비자세로 돌아온다. 3회 실시한다.

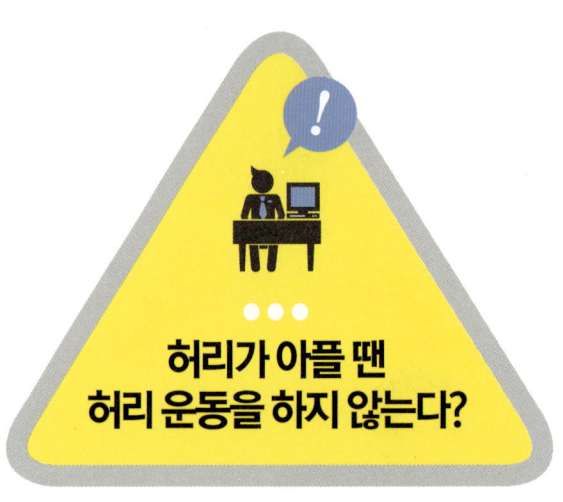

허리가 아플 땐 허리 운동을 하지 않는다?

올림픽대교의 모양을 보면 대교 중심에 4개로 된 기둥이 있고, 그 양 옆으로 여러 개의 철근이 4개의 기둥을 잡아주고 있다. 좌우에 기둥을 잡아주는 철근들이 균일한 힘으로 버티고 있어 다리에 안정감이 있다. 그런데 만약 왼쪽에는 10개의 철근이, 오른쪽에는 3개의 철근이 잡아주고 있다면 어떤 일이 벌어질까? 아마도 힘의 균형이 무너져 기둥이 심하게 흔들리면서 밑동 부위부터 균열이 일어나기 시작할 것이다. 척추도 마찬가지다. 앞뒤 좌우로 척추를 바르게 세우기 위해서는 올림픽대

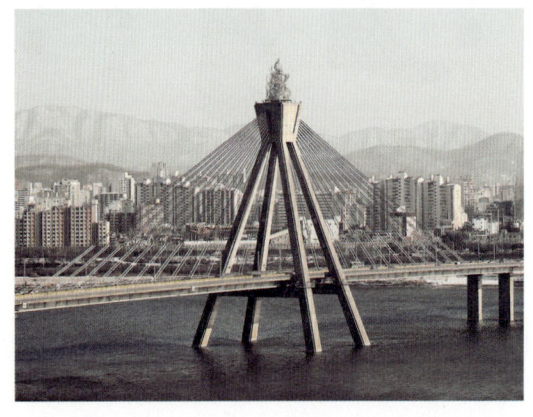

교의 철근과 같은 것들이 필요한데, 이는 바로 허리를 둘러싼 근육들이다.

허리를 둘러싼 근육에는, 앞에는 복근 뒤에는 허리 근육과 좌우 옆구리 근육이 있다. 몸이 뒤로 기울어질 때는 복근이 긴장하면서 척추를 지탱하고, 앞으로 숙일 때에는 허리 근육이 긴장하면서 척추를 지탱한다. 이 근육들은 한 가지 미션을 함께 수행하고 있다. 바로 척추를 세우고 척추의 부담을 줄여주는 일을 한다.

당신은 업무를 볼 때에 주로 상체를 앞으로 숙인 자세를 취할 것이다. 대개 사무직 근로자들의 허리 통증을 살펴보면, 지나치게 허리를 숙이면서 일을 하기 때문에 허리 근육이 긴장하는 경우가 많다. 그러다 보니 나머지 복근이나 옆구리 근육은 상대적으로 일을 안 하게 된다. 그러다 보니 허리 근육 입장에서는 매우 부담되는 상황이다. 그래서 시간이 지나면서 허리 근육은 뇌에 통증 신호를 보내 "이 자세습관을 멈춰. 그렇지 않으면 허리 쪽에 문제가 생길 거야."라고 말한다. 그런데 간혹 병원에 가서 진료를 받으면 약해진 허리 근육을 강화하는 운동을 처방 받는다. 이런 처방은 과한 사용으로 인해서 허리 뒤쪽 근육이 통증 신호를 보냈음에도 그것을 무시하고 또 일을 시키는 꼴인 것이다. 통증은 더 심해진다. 이럴 때에는 오히려 상대적으로 일을 안 하고 있는 복근이나 옆구리 근육을 운동시켜주고, 허리 근육은 최대한 쉴 수 있게 스트레칭 위주로 해주는 것이 좋다.

1분 오피스 운동법

사무실에서 할 수 있는 허리 스트레칭 몇 가지를 소개한다. 허리 근육의 긴장 완화 및 허리 디스크에 실리는 압박을 줄여준다.

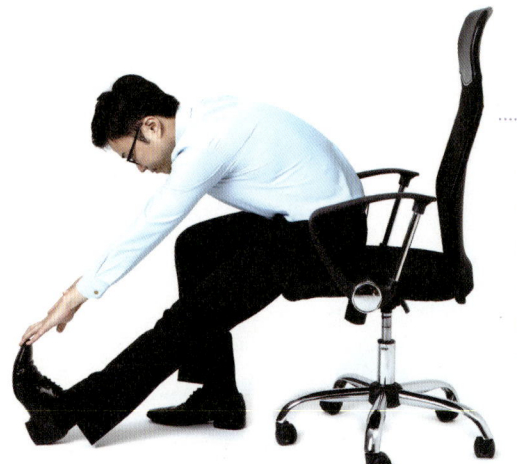

뒤 허벅지 스트레칭

의자 끝에 앉아서 한쪽 다리를 쫙 펴고 발을 뻗는다. 배꼽이 허벅지에 닿는다는 느낌으로 허리를 숙인 뒤 손으로 발끝을 잡아당긴다. 허벅지 뒷부분이 당기는 느낌을 받을 것이다. 이 자세를 10초간 유지한다. 좌우 번갈아 가며 2회 실시한다.

허리 비틀기

한쪽 다리를 X자로 꼬고 앉는다. 올린 다리의 무릎 옆에 반대편 팔을 받치고, 팔꿈치를 펴며 밀어준다. 나머지 손으로 의자 팔걸이를 잡고 허리를 세우면서 몸을 비틀어준다. 이 때 시선은 뒤를 돌아본다. 이 자세를 5초간 유지한다. 준비자세로 돌아온다. 좌우 번갈아 가며 2회 실시한다.

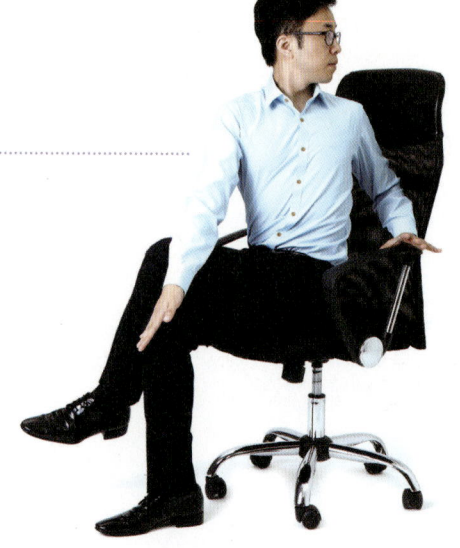

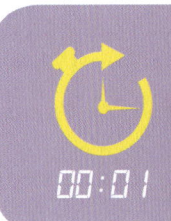

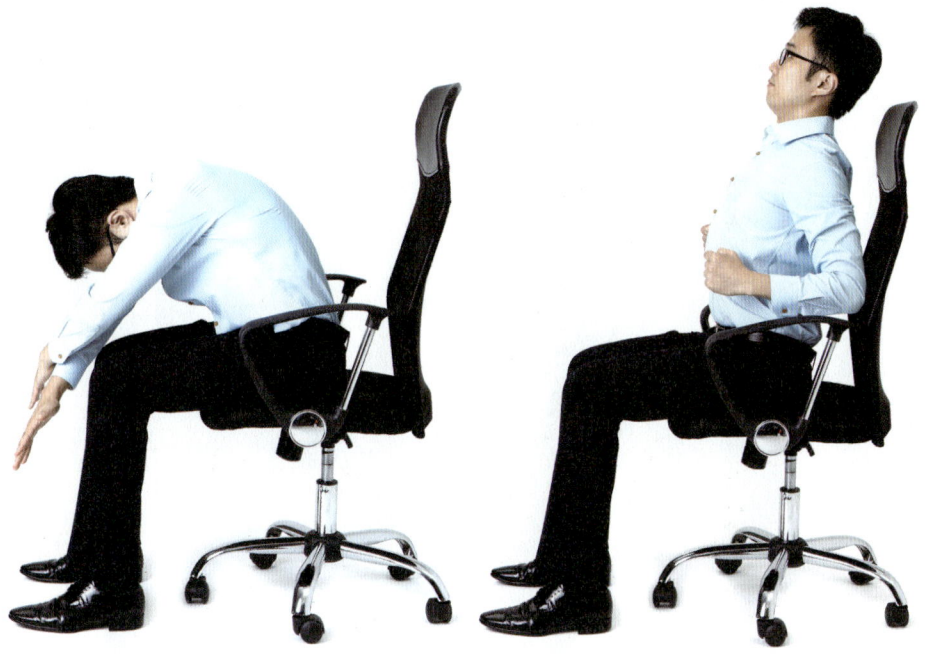

01 등과 복부 스트레칭

팔을 X자 형태로 교차시킨 뒤 몸을 앞으로 숙인다. 가슴 안쪽에서 풍선이 부풀어 오른다고 생각하고 등을 최대한 늘려준다. 이 자세를 5초간 유지한다. 상체를 뒤로 젖히고 팔꿈치를 뒤로 당기며 등을 조여준다. 이때 복부가 당겨지는 느낌을 받을 것이다. 이 자세를 5초간 유지한다. 2회 실시한다.

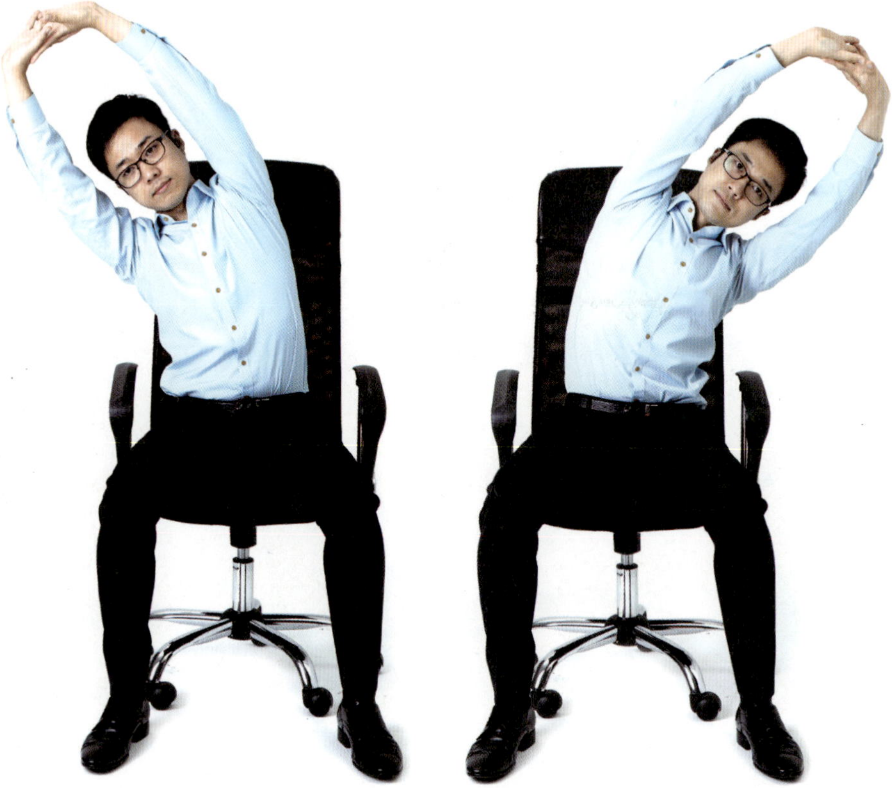

01 옆구리 스트레칭

의자 끝에 앉아 좌우 엉덩이를 의자에 가지런히 붙인다. 깍지를 낀 손을 뒤집으며 머리 위로 올린다. 동시에 허리도 쭉 편다. 그 상태에서 좌우로 몸을 기울이며 5초간 유지한다. 이때 옆구리가 늘어나는 느낌을 받을 것이다. 반대쪽도 같은 방법으로 스트레칭을 한다. 좌우 번갈아 가며 2회 실시한다.

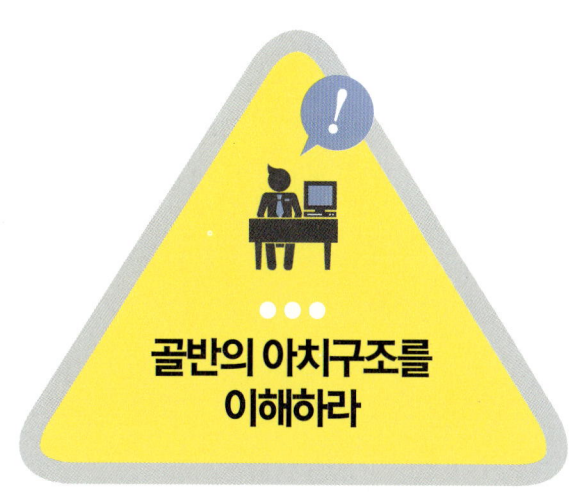

골반의 아치구조를 이해하라

특별한 접착제 없이 구조적 특성만을 이용하여 건축물을 만드는 아치구조는 건축기술의 꽃이라고 할 수 있다. 이렇게 만든 건축물은 오랫동안 하중을 견디고, 구조물을 유지할 수 있는 장점이 있다. 우리 몸에도 아치구조로 된 것이 있다. 바로 골반이다. 다음의 그림을 보자.

얼핏 보기엔 울퉁불퉁하게 생긴 이 골반에는 신기하게도 2개의 아치가 있다. 체중을 견뎌내는 아래쪽 아치와 지면에 대한 충격을 흡수하는 위쪽 아치가 있다. 골반은 이런 구조를 통해 위아래에서 받는 충격을 잘 흡수하도록 설계되

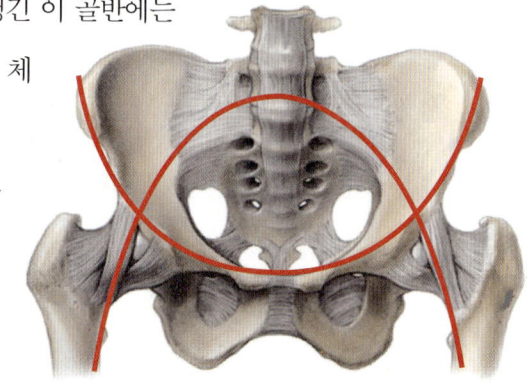

어 있다. 그런데 골반이 틀어져서 한쪽으로 기운다면 이 아치구조는 너무나 쉽게 무너진다. 골반에서 가장 취약한 부위는 골반과 척추가 연결되는 천장관절인데, 바르게 서 있지 않거나 다리를 오래 꼬고 앉아 있으면 골반이 틀어지면서 이 부위에 통증이 발생한다. 허리가 아프고 시큰거리고 엉덩이 뒤쪽으로 방사통이 나타나면 대부분 이 부위에 통증이 생긴 것이다. 이럴 땐 골반을 잡아주는 근육을 단련할 필요가 있다.

골반을 잡아주는 가장 기본적인 근육은 골반기저부라 불리는 골반 아래쪽 근육들이다. 항문을 포함한 여러 개의 근육으로 구성된 이 근육을 단련해주면, 좌우 골반을 균형 있게 잡아주고 천장관절에 실리는 부담을 줄여준다. 결국 골반이 아플 때 주사나 약물에 의존하기 보다는 골반의 균형을 바로 잡고 골반 부위의 근육들을 단련하여 골반의 아치구조 기능을 살려주는 것이 중요하다.

1분 오피스 운동법

사무실에서 할 수 있는 골반 운동법을 소개한다. 골반의 균형을 회복하고, 오래 앉아 있음으로써 생긴 골반 부위의 스트레스를 줄이는 효과가 있다.

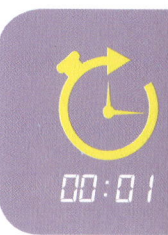

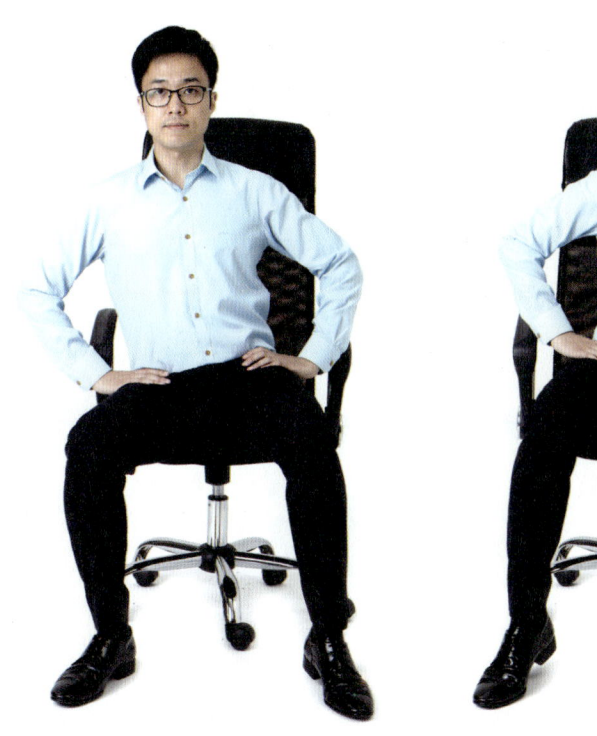

01 오뚜기 운동

허리를 세운 상태에서 좌우 엉덩이를 의자에 붙였다 떼었다를 반복한다. 10회 실시한다.

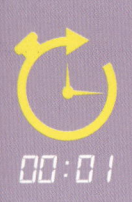

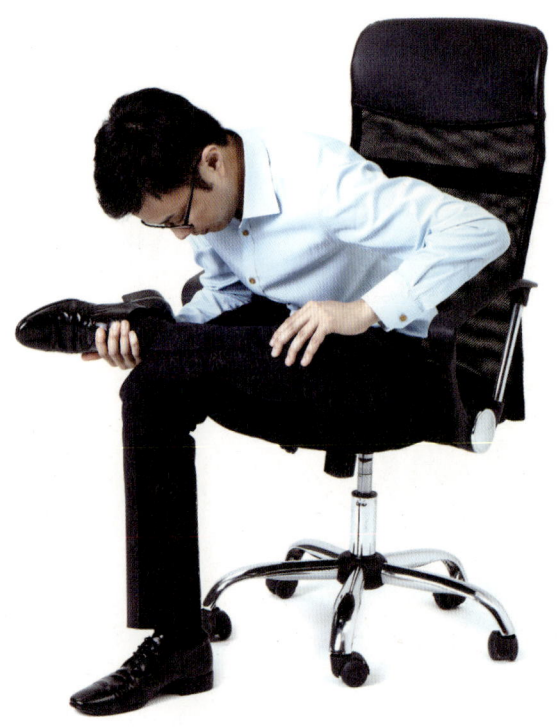

01 이상근 스트레칭

의자 끝에 앉아 한쪽 다리를 양반다리처럼 올린다. 한쪽 손으로 무릎이 위로 뜨지 않게 잡아주고 나머지 손으로 복숭아뼈를 감싸 쥔다. 배꼽이 바닥을 향하는 느낌으로 허리를 숙인다. 다리를 올린 쪽 엉덩이 부분이 스트레칭 되는 것을 느낄 것이다. 이 자세를 10초간 유지한다. 좌우 번갈아 가며 2회 실시한다.

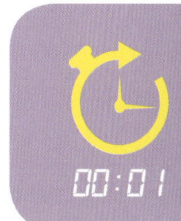

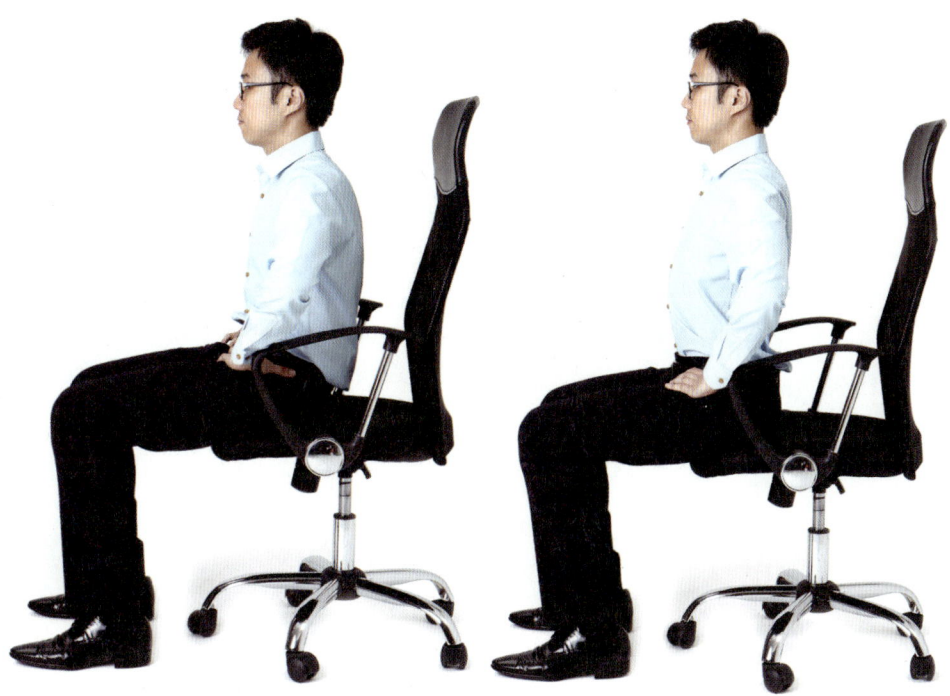

01 골반 앞뒤로 움직이기

골반에 손을 올리고 허리를 숙였다 폈다를 반복한다. 마치 꼬리뼈를 뒤로 내밀었다가 다시 안으로 집어넣는 것 같은 느낌으로 골반에 집중하면서 한다. 10회 실시한다.

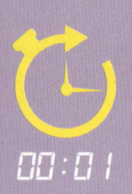

수건 조이기

의자 등받이를 약간 기울인 상태에서 허리에 쿠션을 받친다. 몸통과 허벅지가 90도가 넘도록 자세를 취한다. 수건을 말아서 무릎 사이에 놓는다. 그런 다음 안쪽 허벅지에 힘을 주며 수건을 지그시 누른다. 이때 항문을 같이 조이면서 실시한다. 3초간 힘을 주었다가 풀기를 반복한다. 5회 실시한다.

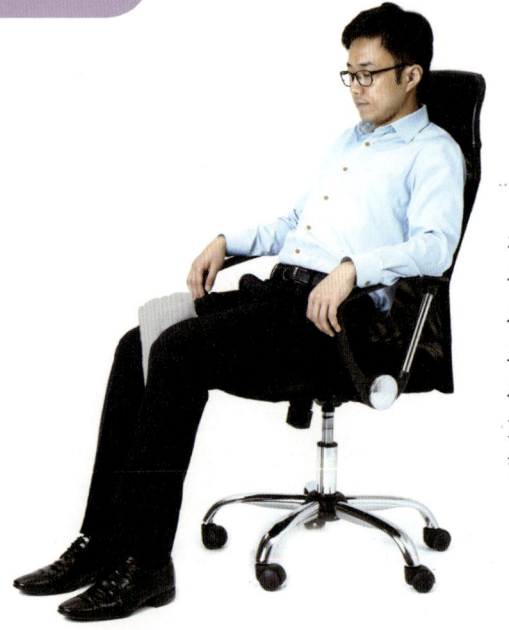

엉덩이 스트레칭

의자에 약간 기댄 상태에서 한쪽 다리를 편다. 그런 다음 반대쪽 다리의 무릎을 구부려 가슴쪽으로 최대한 당겨준다. 무릎을 당긴 쪽 다리의 엉덩이 부분이 스트레칭 되는 것을 느낄 것이다. 이 자세를 10초간 유지한다. 좌우 번갈아 가며 2회 실시한다.

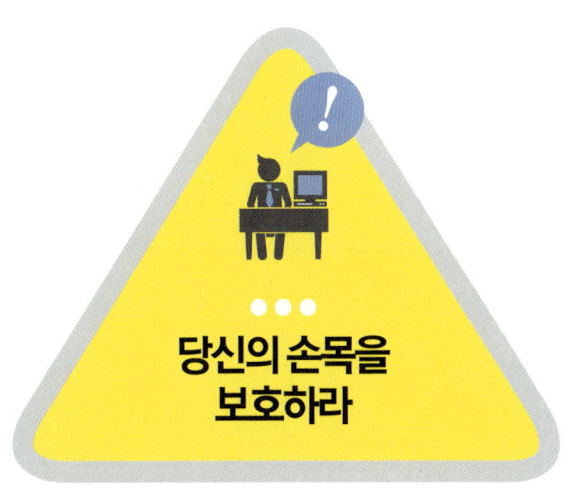

당신의 손목을 보호하라

손목과 팔꿈치 통증은 크게 2가지 원인으로 생긴다. 첫 번째는 너무 많이 사용해서 생긴다. 만약 당신이 땅을 파기 위해 삽질을 한다면, 아마도 한 시간에 10분씩은 쉴 것이다. 8시간 연속으로 삽질하는 것은 상상조차 할 수 없이 힘든 일이다. 마우스나 키보드를 사용하는 것도 똑같다. 가느다란 손목 근육에게 마우스와 키보드는 삽과도 같다. 8시간 동안 마우스를 사용하면서, 단 한 번도 스트레칭을 해주지 않은 것은 8시간 연속으로 삽질한 것과 같다.

많은 프로게이머들이 선수생활을 일찍 마감하고 은퇴를 결정하게 된 이유 중 하나는, 마우스를 사용하면서 생긴 손목터널증후군 때문이다. 마우스나 키보드를 장시간 사용하는 경우엔 반드시 한 시간에 1~2분씩이라도 손목과 팔꿈치 부위를 스트레칭을 해주어야 한다. 근육에 충분한 휴식의 기회를 주어야 한다. 그렇지 않으면 당신의 손목과 팔꿈치는 엄청난 통증으로 경고 신호를 보낼 것이다.

두 번째는 누적외상성질환CTDs (특정 신체부위 및 근육의 과도한 사용으로 인해 근육, 혈관, 관절, 신경 등에 미세한 손상이 발생하여 목, 어깨, 팔, 손목, 및 손가락 등의 상지에 나타나는 만성적인 건강장애)에 의한 접촉성 스트레스다. 손목이 꺾인 상태를 유지하거나 책상 바닥에 접촉된 상태를 유지하면 많은 스트레스를 받는다. 손목이 바닥에 닿은 상태에서 마우스나 키보드 작업을 하게 되면 마찰력 때문에 손목 부위에 염증이 생길 수 있다. 이런 경우엔 되도록 바닥에 손목 부위가 닿지 않도록 해주는 것이 좋고, 그 자세를 유지하기 힘들다면 마우스 손목 패드나 키보드 받침대 등을 사용하여 최대한 스트레스를 줄여주도록 하자.

1분 오피스 운동법

사무실에서 간단히 할 수 있는 손목 스트레칭을 소개한다. 손목, 팔꿈치 부위 근육을 스트레칭해줌으로써 손목 통증과 팔꿈치 통증을 예방할 수 있다.

01 손가락 스트레칭

바닥에 손바닥을 놓고, 손가락 하나씩 끌어당겨 뒤로 젖혀준다. 이때 손가락 앞쪽이 당기는 느낌을 느낄 것이다. 이 자세를 5초간 유지한 뒤, 손가락을 바닥에 놓는다. 각 손가락 마다 1회씩 실시한다.

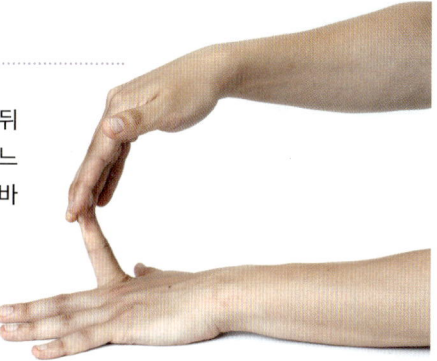

손바닥 뒤집기 01

책상 위에 손바닥이 책상 쪽을 향하도록 엎어 놓는다. 이때 팔꿈치는 구부린 상태를 유지한다. 손바닥을 뒤집으며 엄지손가락으로 바닥을 더 누르는 느낌으로 뒤집는 방향으로 힘을 주며 스트레칭을 실시한다. 이 자세를 5초 유지한다. 2회 실시한다.

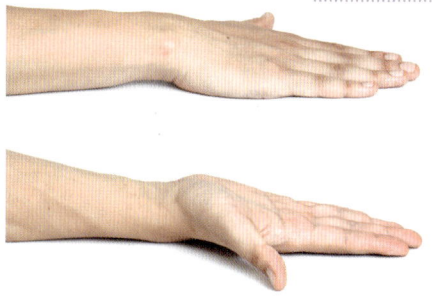

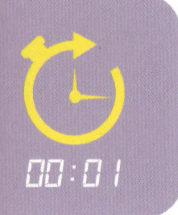

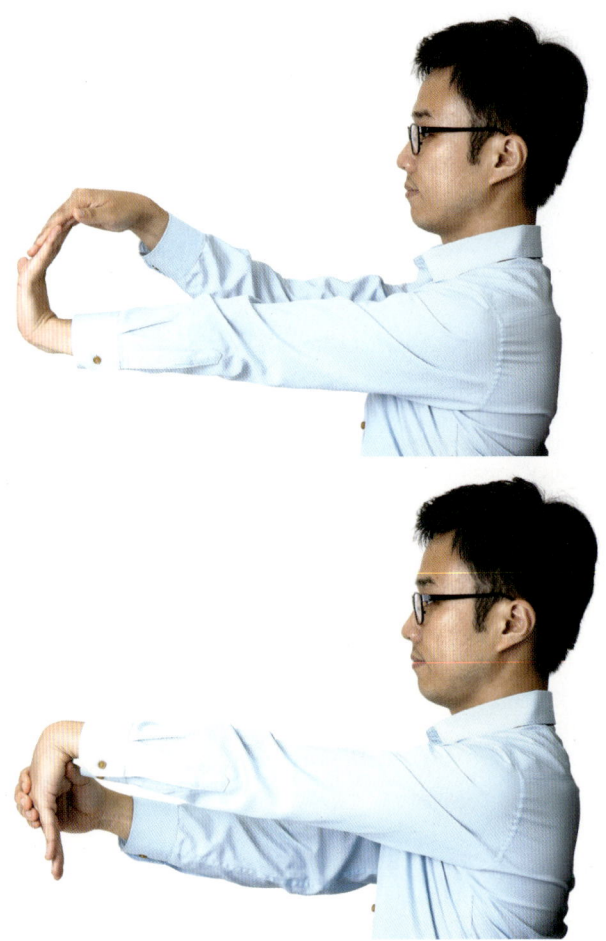

01 손목 스트레칭

한쪽 손목을 꺾어 손끝이 하늘 방향에 오도록 만든다. 반대쪽 손으로 손바닥을 몸 쪽으로 당기며 손목을 스트레칭 한다. 그리고 손끝이 아래를 향한 뒤 손등을 몸 쪽으로 잡아당긴다. 이 자세를 5초간 유지한다. 좌우 번갈아 가며 2회 실시한다.

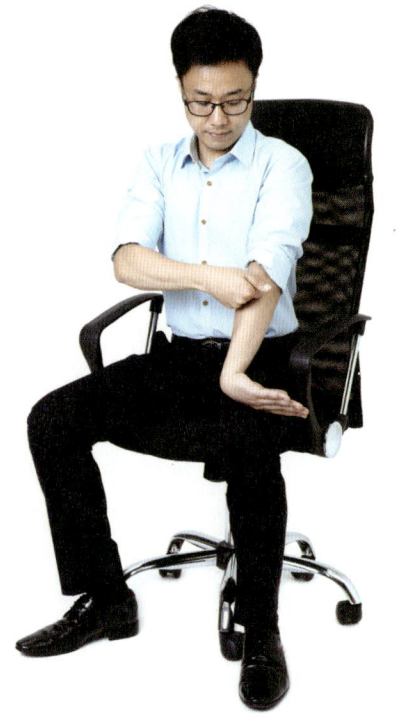

바이올린 스트레칭

손목을 꺾어 무릎 위에 올려놓는다. 이때 손끝이 바깥쪽을 향하도록 한다. 팔꿈치를 펴준 상태에서, 팔꿈치 바깥쪽에서 약간 아래로 눌렀을 때 아픈 지점을 찾는다. 그 부위를 반대쪽 손을 주먹을 쥔 뒤 손가락 마디 끝부분으로 바이올린을 켜듯이 수평 방향으로 문지른다. 이 동작을 30초간 실시한다.

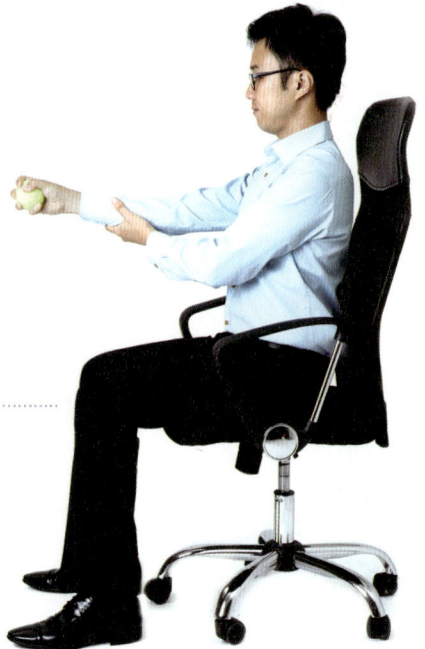

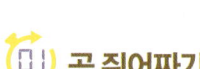 공 쥐어짜기

탄성이 있는 작은 고무공을 준비한다. 공이 없을 경우엔 수건을 말아 쥔다. 손가락을 이용해 고무공을 움켜쥔다. 이 자세를 5초간 유지한다. 좌우 번갈아 가며 10회 반복한다.

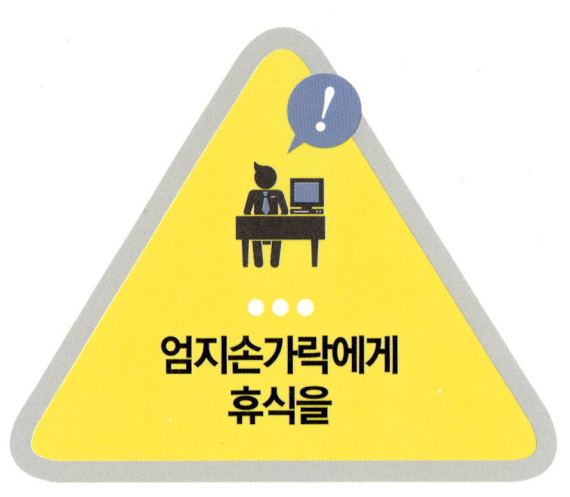

최근 스마트폰 사용으로 인해 엄지손가락 통증을 호소하는 사람들이 많아졌다. 문자를 입력하거나 게임을 할 때 엄지손가락을 많이 사용하게 되는데 충분한 휴식과 스트레칭 없이 계속 사용할 경우에는 엄지손가락 통증으로 이어질 수 있다.

　스마트폰 사용 중 실시하는 엄지손가락 운동법을 해보자. 엄지손가락의 관절을 풀어주고, 손가락 근육을 강화하여 스마트폰 사용으로 인한 엄지손가락 통증을 예방한다.

1분 오피스 운동법

사무실에서 간단히 할 수 있는 엄지손가락 스트레칭법을 소개한다.

01 엄지손가락 마사지

손바닥을 펼친 후, 엄지손가락 부위에 뭉툭하게 튀어나온 곳을 찾아 반대쪽 손으로 마사지를 한다. 30초 실시한다.

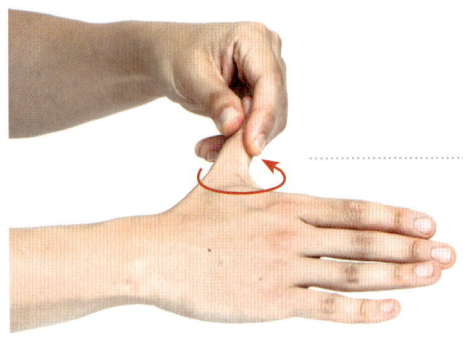

엄지손가락 관절 풀어주기 01

한쪽 손으로 엄지손가락을 잡은 다음 살짝 당기며 원을 그려준다. 30초간 실시한다.

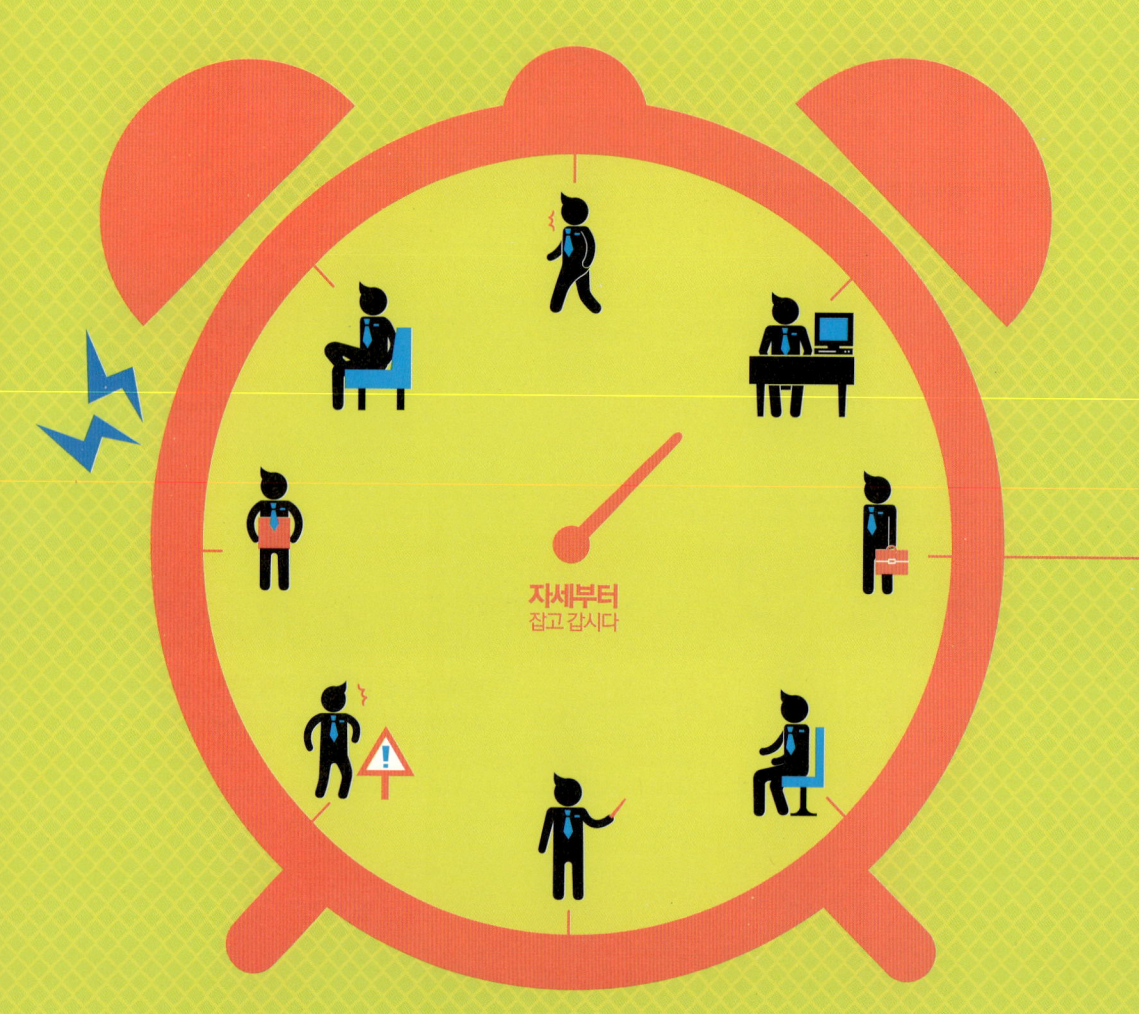

chapter 5

하루 10분, 21일
리프레시 자세
교정운동법

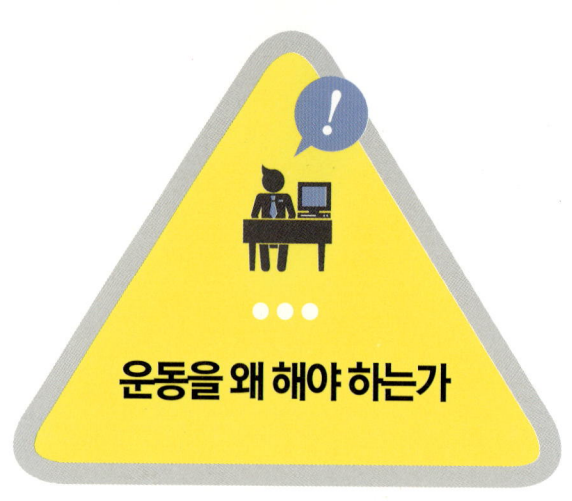

운동을 왜 해야 하는가

사람들은 저마다 다른 얼굴, 다른 체형을 가지고 있다. 자세 역시 모두 다르다. 어떤 사람은 등이 굽어 있는 반면 어떤 사람은 등이 지나치게 펴져 있다. 또한 어떤 사람은 허리가 일자로 펴져 있고, 어떤 사람은 허리가 휘어져 있다. 이렇게 각기 다른 자세만큼이나 통증 종류와 양상도 다양하다.

통증을 해소하기 위해선 내 몸에 맞는 맞춤 교정운동이 필요하다. 당신이 만성 통증으로 고생하고 있다면, 앞서 소개한 자세분석을 바탕으로 리프레시 REFRESH 자세 교정운동법을 실천해보자. 리프레시 자세 교정운동법은 당신의 잃어버린 신체 균형을 회복하고 관절과 근육의 기능 역시 되살려준다. 또한 나쁜 자세로 인한 스트레스를 줄여주어 당신의 몸을 보다 가볍고 편안하게 만들어줄 것이다.

리프레시 자세 교정운동법은 만성 통증 해소를 위한 자세 교정운동법과 더불어 생활방식을 함께 개선하는 통합솔루션을 의미한다. 3가지 운동법과 3가지 생활습관을 제대로 실행한다면, 당신은 만성 통증에서 벗어나고 항상 최상의 컨디션을 유지할 것이다.

이완자세 *Rest Position*
유연성 스트레칭 *Flexibility Stretching*
재강화 근력운동 *Restrengthening*
업무환경 개선하기 *Environment*
바른 자세연습 *Straighten Up*
나쁜 자세습관 고치기 *Habit*

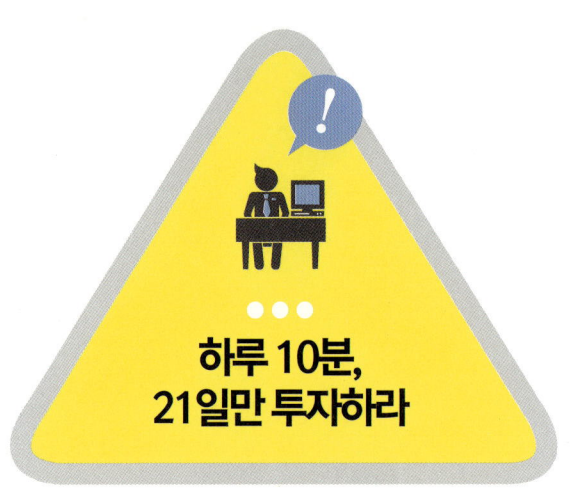

리프레시 자세 교정운동법은 3단계로 구성되어 있다. 자세 교정운동법은 1~3장에서 소개되었던 생활방식 개선법들과 병행하여 실시한다.

1단계 이완자세 *Rest Position*

이완 자세는 정적으로 자세를 교정하는 운동이다. 통증이 심한 경우에 적용하며, 관절과 근육의 스트레스를 줄이기 위해 하루 15분 동안 실시한다.

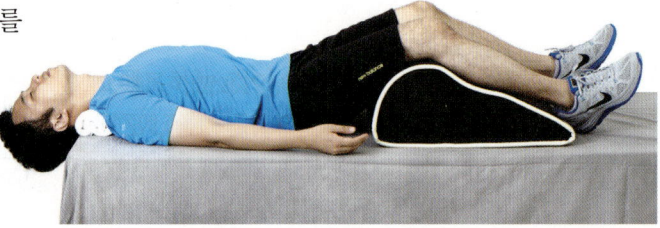

2단계 유연성 스트레칭 *Flexibility Stretching*

유연성 스트레칭은 나쁜 자세로 인하여 긴장된 근육을 늘리고 관절을 유연하게 만드는 운동이다. 이완자세로 통증이 개선되지 않을 때 실시하며, 이완자세와 함께 실시한다.

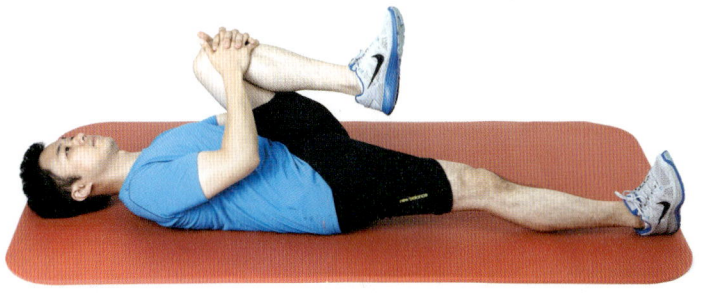

3단계 재강화 근력운동 *Restrengthening*

불균형한 자세로 약해진 근육을 강화하는 운동이다. 1단계와 2단계에서도 개선되지 않을 때 실시하며, 이완자세, 유연성 스트레칭과 함께 실시한다.

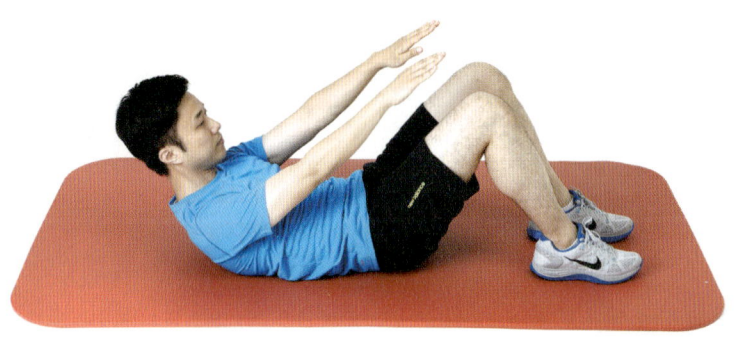

자세 교정운동법	생활방식 개선법
이완자세	업무환경 개선하기
유연성 스트레칭	바른 자세연습
재강화 근력운동	나쁜 자세습관 고치기
집에서 실시	회사에서 실시

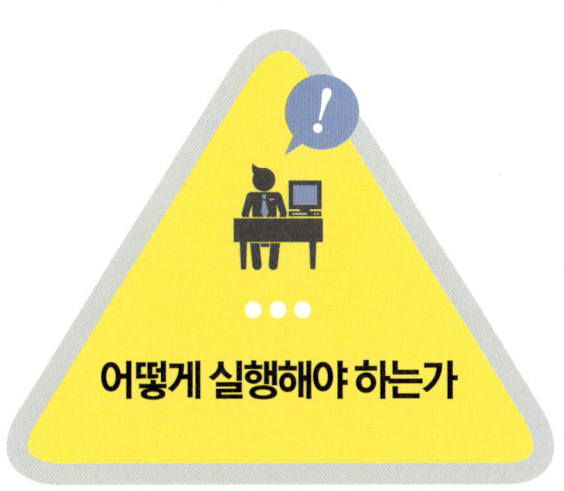

리프레시 자세 교정운동을 하려면 간단한 준비물이 필요하다. 그러나 비싼 운동기구나 장비를 필요로 하지 않는다. 운동매트, 수건 2~3장, 넓고 편평한 쿠션, 식탁 의자, 책이면 충분하다. 이 운동법은 집에서 간단하게 할 수 있는 방법들로 구성되어 있다.

　나에게 맞는 자세 교정운동법을 실시하기 위해 통증과 관련하여 통증 부위, 통증 강도, 통증 빈도, 통증 기간을 체크한다. 아래 제시된 표를 보고 통증 부위에 해당되는 나쁜 자세를 체크한다. 만약 통증 부위가 목이고, 거북목 자세에 해당한다면 거북목 자세를 교정하는 운동법을 적용한다. 또한 통증 부위가 허리고 과전만허리를 가지고 있다면 과전만허리를 교정하는 운동법을 적용하면 된다. 거북목 자세와 새우등, 일자허리와 같이 나쁜 자세가 중복되어 나타난다면 그에 따른 자세 교정운동들을 함께 실시하면 좋다.

통증 부위	증상	관련 질환명	해당 나쁜 자세
목	• 목과 어깨가 만성적으로 뭉침 • 목을 숙이거나 젖히고 한쪽으로 돌릴 때, 통증을 느끼고 한쪽 어깨와 팔이 저림 • 목이 잘 돌아가지 않음 • 고개를 돌릴 때 가슴과 겨드랑이 앞쪽으로 찌릿한 통증을 느낌	목·어깨 근막통증후군 목 추간판탈출증 (목 디스크) 목 경련 사각근증후군	거북목-일자목 (고개 기울어짐)
등	• 날개뼈와 척추 사이 등 부분이 결리고 뭉침	상부등증후군 척추기립근 통증	새우등 일자등
어깨	• 어깨를 옆이나 뒤로 올릴 때 통증을 느낌	어깨충돌증후군 회전근개손상	굽은 어깨 (어깨 높이 차이)
허리	• 허리가 결리고 욱신거림 • 허리를 숙일 때 불편함을 느낌 • 허리를 숙일 때 찌릿하고 다리가 저림 • 오래 걸으면 허리가 아픔	요통 허리 추간판탈출증 (허리 디스크) 척추관협착증	일자허리 I, II 과전만허리
골반	• 골반 한쪽이 시큰거리거나 빠지는 느낌 • 엉덩이와 허리 쪽으로 요통이 생김 • 추간판탈출증과 비슷한 증상	천장관절통증 이상근증후군	골반불균형 (무게중심 기울어짐)
팔꿈치 손목	• 손목이 찌릿하고 아픔 • 팔꿈치 바깥쪽이 아픔	수근관터널증후군 테니스 엘보우	

자세를 분석한 뒤에는 통증 강도와 통증 기간, 통증 빈도를 체크한다.

통증 강도가 5 이상, 통증 기간이 1주일 이상 지속, 통증 빈도가 한 달에 한 번 이상으로 발생되었다면 만성 통증을 의심해봐야 한다. 이 3가지 중 하나라도 해당이 된다면 당신은 만성 통증 위험 단계이므로 지금 당장 운동을 실천해야 한다.

한 가지 항목에도 해당되지 않는다면 통증이 심하지 않은 주의-관찰 단계이므로 생활방식을 개선한다. 이 방법만으로도 통증을 해소할 수 있다. 단, 예방 목적으로 교정운동을 실시할 것을 권한다.

통증 강도	통증 없음 0	1	2	3	4	5	6	7	8	9	10 통증 심함
통증 빈도	1일 미만		1일~1주일 이상			1주일~1달 미만		1달~6개월 미만			6개월 이상
통증 기간	6개월에 한 번		2~3달에 한 번			1달에 한 번		1주일에 한 번			매일

주의 – 관찰 단계
예방 목적으로 운동
100일 이내에 복합적으로 실시
주 3~5일 운동
이완자세 생략 가능

위험 단계
만성 통증 해소 목적으로 운동
21일 동안 단계적으로 실시
주 7일 운동
단, 21일 이후 최소한의 원칙 적용

통증 정도에 따른 운동 방법 적용

위험 단계와 주의-관찰 단계의 운동방식이 다르기 때문에 목적에 맞게 적용하도록 하자.

위험 단계에서 운동 기간은 최소 21일로 단계별로 실시한다. 첫 주에는 매일 이완자세만 실시하여 통증을 완화시키고, 두 번째 주에는 이완자세 후, 유연성 스트레칭을 실시한다. 세 번째 주에는 이완자세, 유연성 스트레칭과 더불어 재강화 근력운동을 병행하여 실시한다.

위험 단계에서 운동 빈도는 21일 동안 만큼은 단계에 맞추어 실시하되, 주 7회, 매일 실시한다. 21일 지난 이후에 통증이 어느 정도 감소되면 자세 교정 최소한의 원칙을 적용하여 통증이 사라질 때까지 다음과 같은 방식으로 빈도를 낮추어 운동을 실시한다.

- 1~3주차: 주 7회
- 4~6주차: 주 3회
- 7~9주차: 주 2회
- 10~12주차: 주 1회

주의-관찰 단계에서 운동 기간은 최대 100일이 넘지 않게 실시한다. 단계에 상관없이 이완자세-유연성 스트레칭-재강화 근력운동을 한 세트로 실시하며, 시간에 따라 이완자세는 생략해도 좋다. 단, 유연성 스트레칭과 재강화 근력운동은 함께하되 순서대로 진행할 것을 권한다. 주의-관찰 단계에서 운동 빈도는 주 3~5회 실시하는 것이 좋다.

100일의 운동기간이 지나고 자세가 교정 되었다면 척추세우기 운동과 같은 일반적인 자세 교정체조를 실시하거나 웨이트 트레이닝 및 레저스포츠, 런닝 등 건강증진 차원의 다양한 운동을 실시하는 것을 권한다. 차후 자세가 다시 나빠지면 리프레시 자세 교정운동을 실시하도록 하자.

자세를 유지할 때 쓰이는 근육들은, 느린 운동 속도에 반응한다. 그러므로 스트레칭의 경우 정적인 방법으로 실시하는 것을 권장하며, 재강화 근력운동의 경우 천천히 부드럽게 실시하는 것을 권장한다. 특히 근육을 최대한 수축시킨 뒤 준비자세로 돌아올 때에도 근육의 힘을 놓지 않도록 하자.

우선 당신이 리프레시 자세 교정운동법을 적용하기 전에 의사나 운동전문가와 상의해보자. 전문가에게 당신의 몸 상태에 대해 정확히 진단을 받은 뒤 운동을 해도 좋은 단계인지를 확인하자. 이 운동은 다음과 같은 경우에는 실시하지 않는 것이 좋다.

- 부종과 열을 동반한 급성 통증
- 상해가 있는 경우
- 골다공증 환자
- 류마티스성 관절염
- 임신 중

이 운동법을 실시한 후 일시적인 교정통이 발생할 수 있다. 교정통은 자세를 교정하면서 생기는 자연스러운 과정으로 일반적인 만성 통증과는 그 양상이 다르며, 3일 이내에 사라지므로 크게 걱정할 필요가 없다. 단, 운동 후 생긴 통증이 1주일 이상 지나도 사라지지 않는다면 전문가를 찾아가 조언을 구하는 것이 좋다. 자, 그럼 리프레시 자세 교정운동법을 통해 당신의 몸과 마음을 새롭게 만들 준비가 되었는가? 지금 당장, 운동을 시작해보자.

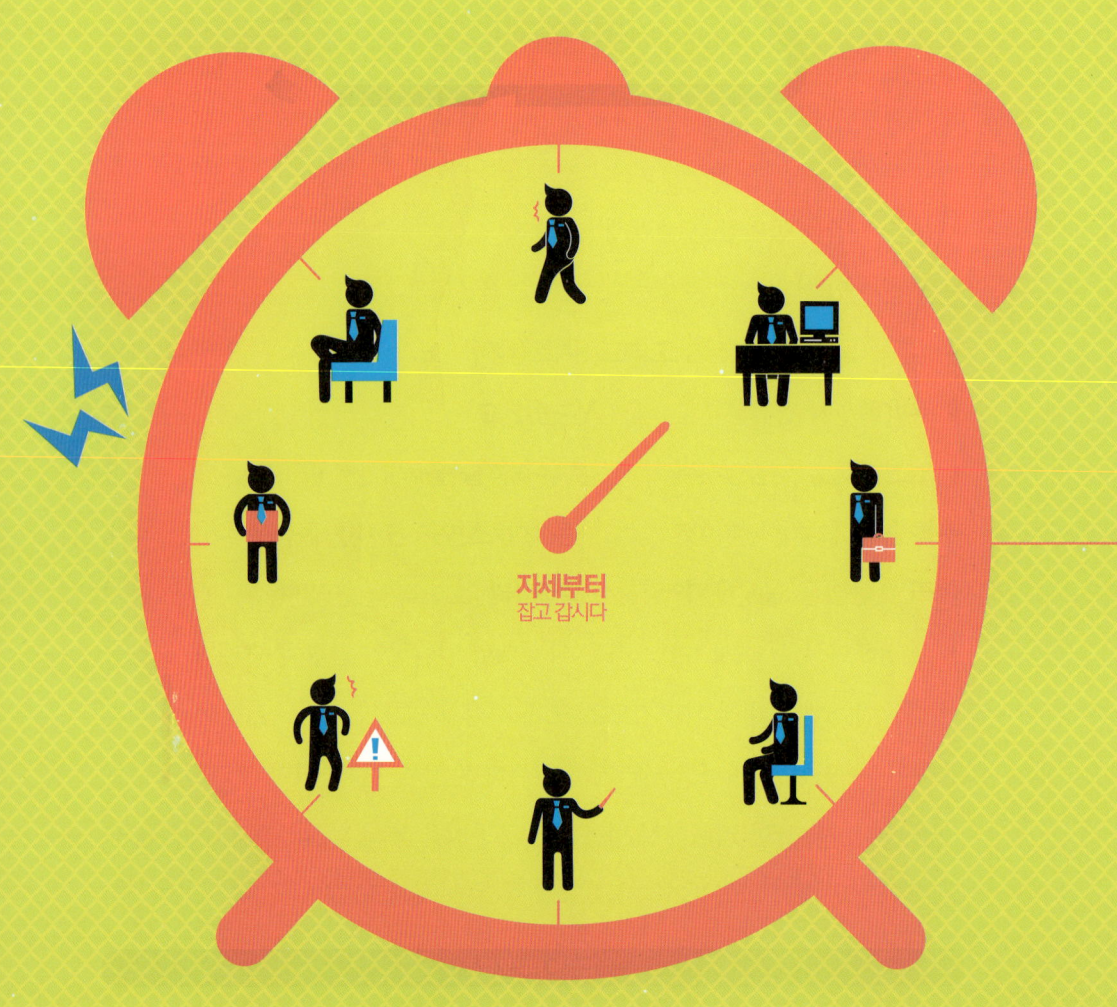

chapter 6

내 몸에 맞춘
1 대 1 자세 트레이닝

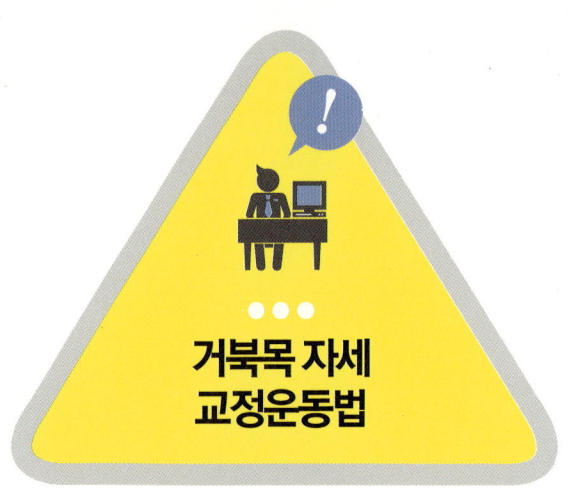

거북목은 어깨와 몸통에 비해 머리가 앞으로 나와 있는 자세를 말한다. 네 손가락 테스트나 스마트폰 사진 테스트를 통해 확인할 수 있다. 이 자세는 다음의 통증과 관련이 있다.

- 뒷목이 당길 때
- 두통이 있을 때
- 목이 안 돌아갈 때
- 뒷목과 어깻죽지가 뭉치고 결릴 때
- 목, 어깨, 가슴, 등, 팔, 손으로 이어지는 찌릿한 통증이 있을 때

거북목 자세는 새우등 자세와 굽은 어깨 자세와 함께 나타나는 경우가 많다. 등과 어깨 부위의 자세 교정운동을 함께 해주면 더욱 효과가 좋다.

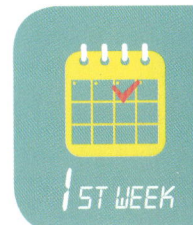

이완자세

1ST WEEK

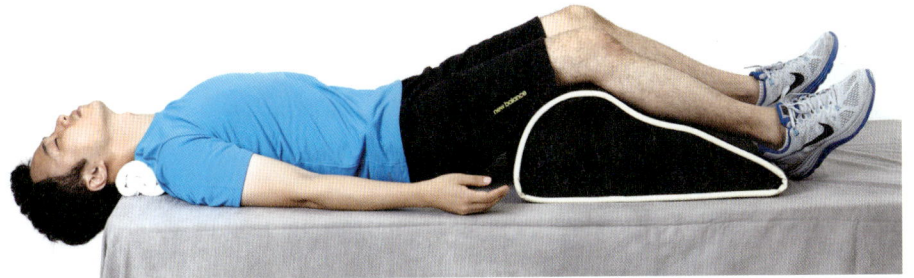

📅 머리 늘어뜨리기

침대 끝에 누워 수건 한 장을 가로로 말아 목 뒤에 받치고 고개를 젖힌다. 무릎에는 두터운 쿠션을 받쳐주어 무릎이 구부러지게 만든다. 첫날은 10분간 실시하고 둘째 날부터 매일 15분씩 실시한다.

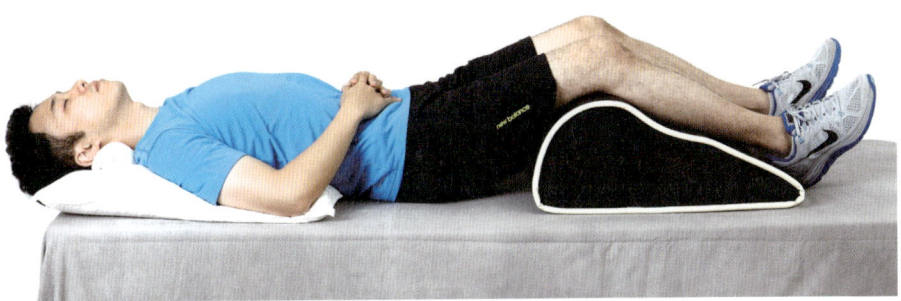

📅 머리 늘어뜨리기 변형자세

거북목과 굽은 등이 심해서 머리 늘어뜨리기 기본자세가 어려운 사람은 이 변형자세를 취한다. 침대 끝에 쿠션을 놓고 수건을 받친 후, 고개를 젖히고 눕는다. 무릎에는 두터운 쿠션을 받쳐주어 무릎이 구부러지게 만든다. 첫날은 10분간 실시하고, 둘째 날부터 매일 15분씩 실시한다.

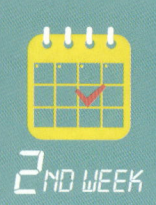

유연성 스트레칭

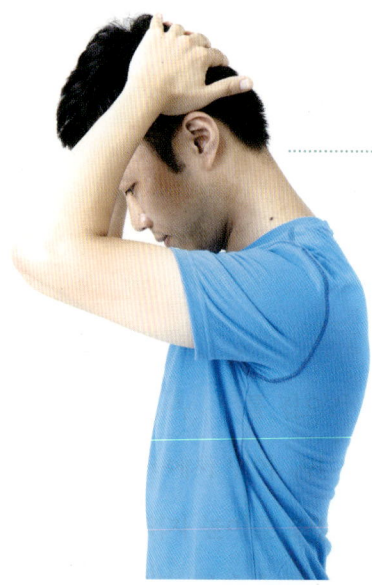

뒷목 스트레칭

턱을 당기면서 양손을 가볍게 머리 뒤에 놓는다. 머리를 아래 방향으로 끌어내린다. 이때 목 뒤가 늘어나는 것을 느낄 수 있다. 이 자세를 15초간 유지한다. 2회 실시한다. 만약 머리와 목 뒤의 근육이 이완되는 것을 느끼는 동안, 방사통이나 저린 느낌을 받는다면 이 스트레칭은 하지 않는다.

목빗근 스트레칭

머리를 한쪽으로 돌린 상태에서 살짝 기울인 다음, 머리를 뒤로 젖힌다. 이때 목 옆이 늘어나는 느낌을 받을 것이다. 이 자세를 15초간 유지한다. 좌우 번갈아 가며 2회 실시한다.

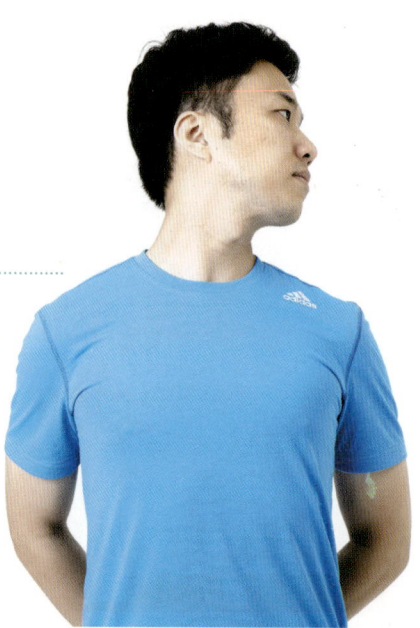

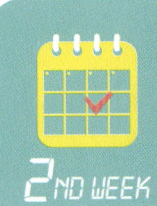

 어깨 스트레칭

한 손은 뒷짐을 진 자세를 취하고 다른 손으로 머리를 잡고 반대쪽으로 숙이며 머리를 당겨준다. 어깻죽지 부위가 늘어나는 느낌을 받을 것이다. 이 자세를 15초간 유지한다. 좌우 번갈아 가며 2회 실시한다.

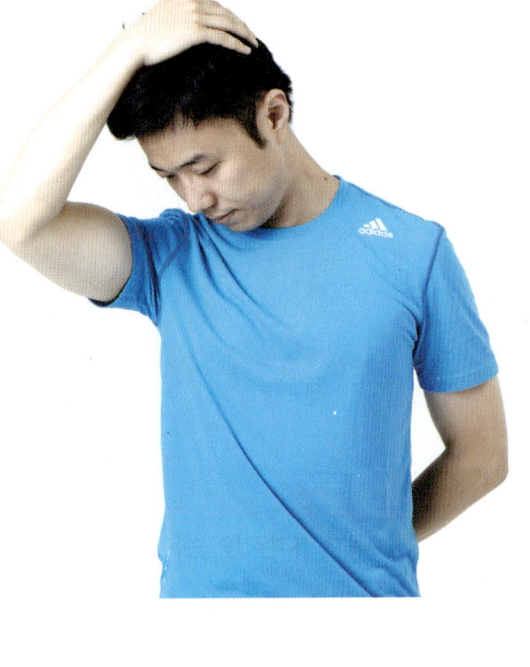

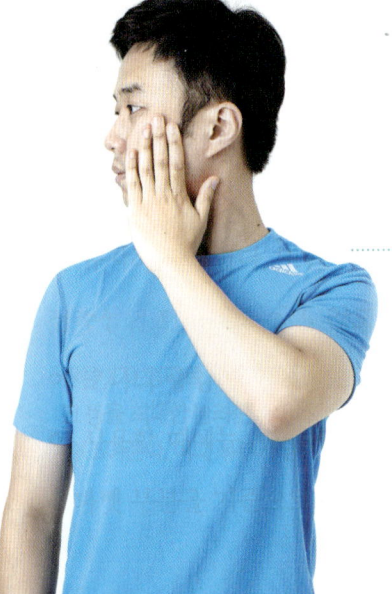

목회전근 스트레칭

가슴을 편 상태에서 턱을 당기고 고개를 한쪽으로 돌린다. 고개를 최대한 돌린 상태에서 15초간 유지한다. 좌우 번갈아 가며 2회 실시한다.

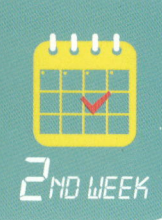

2ND WEEK

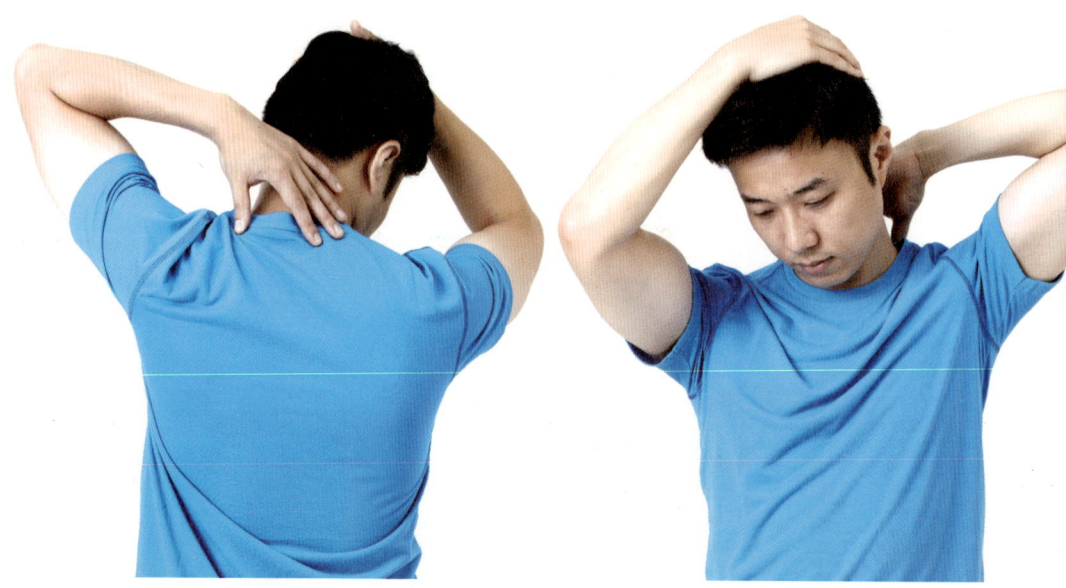

어깨올림근 스트레칭

팔을 구부려 손을 목 뒤에 놓는다. 반대쪽 손으로 머리를 잡고 반대쪽 대각선 방향을 향해 머리를 당겨준다. 목 뒤에서 등까지 늘어나는 느낌을 받을 것이다. 이 자세를 15초간 유지한다. 좌우 번갈아 가며 2회 실시한다.

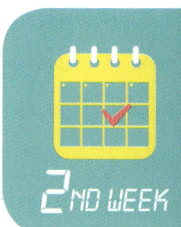

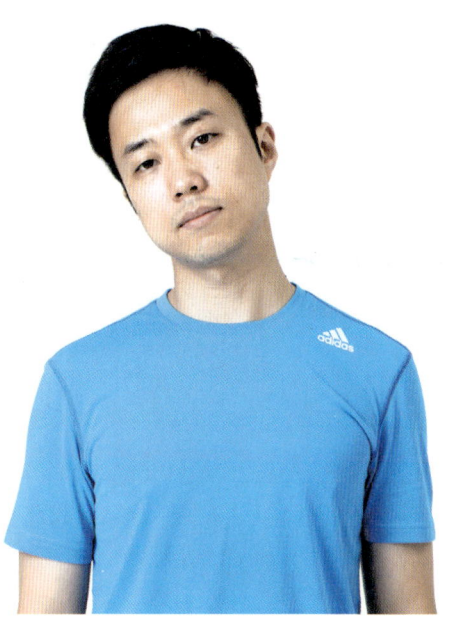
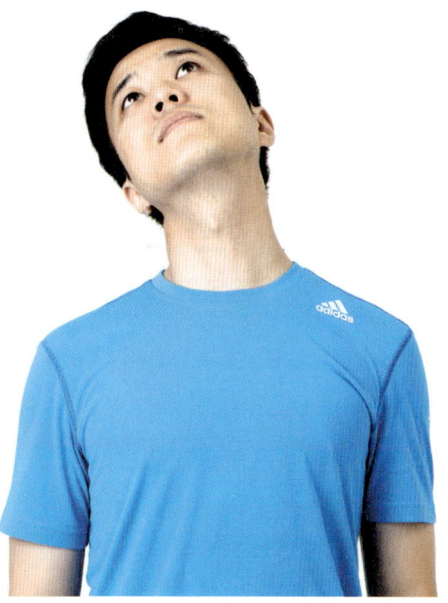

사각근 스트레칭

머리를 옆으로 반 정도 기울인 뒤, 이 상태에서 머리를 뒤로 기울인다. 이때 목 아래 근육이 늘어나는 느낌을 받을 것이다. 이 상태로 15초간 유지한다. 좌우 번갈아 가며 2회 실시한다.

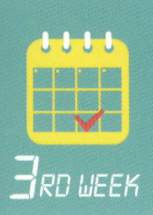

재강화 근력운동

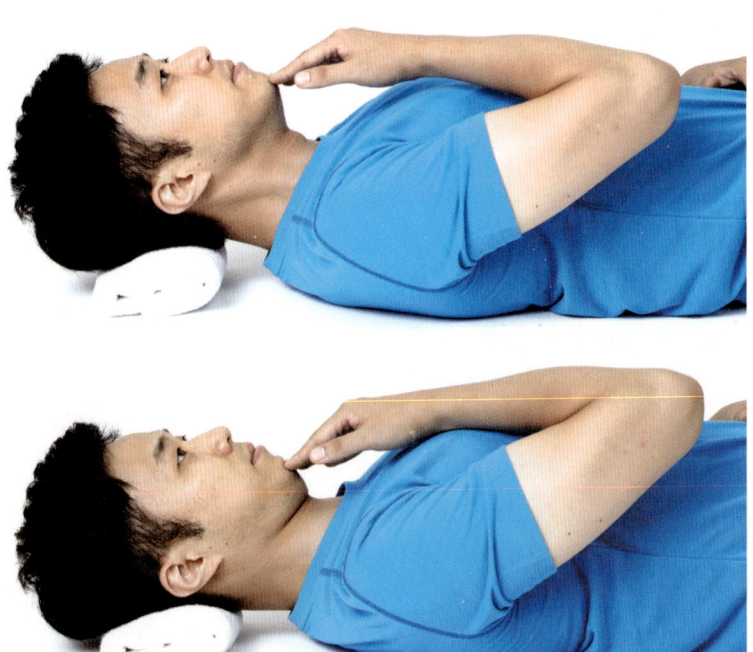

📅 턱 당기기 변형자세

누운 자세에서 머리 뒤에 수건을 받친다. 턱을 당기면서 가슴을 세워주며 수건을 지그시 누른다. 이때 목 뒤가 늘어나는 느낌을 받을 것이다. 이 자세를 15초간 유지한다. 준비자세로 돌아온다. 2회 실시한다.

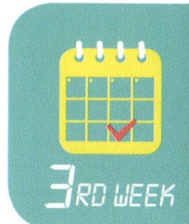

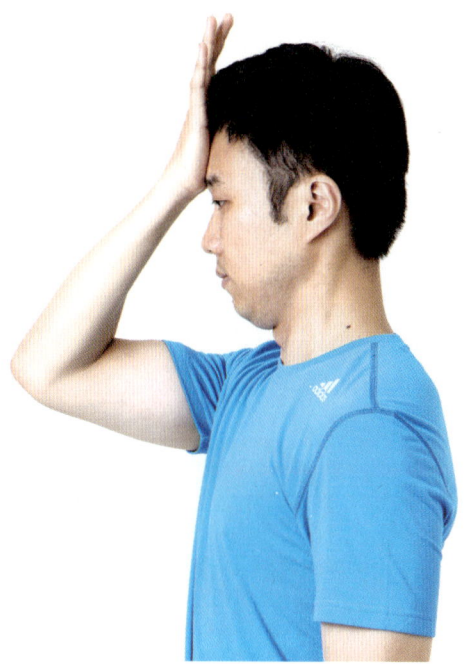 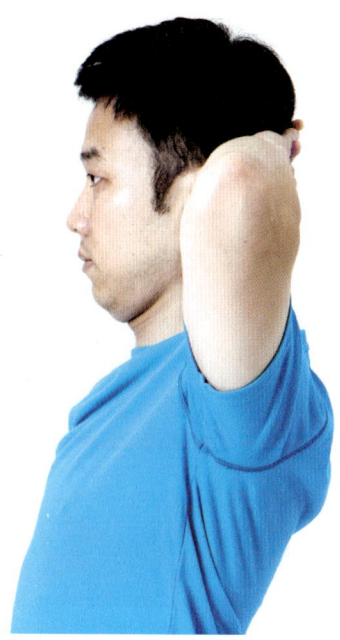

📅 머리 밀기 – 앞뒤 방향

이마에 손을 올려놓는다. 손으로 머리가 뒤로 밀리게 힘을 주는 반면, 머리 역시 앞으로 내밀며 힘을 준다. 머리 뒤쪽도 같은 요령으로 실시한다. 각 자세별로 15초간 유지한다. 앞뒤 번갈아 가며 2회 실시한다.

머리 밀기 – 옆 방향

머리 옆에 손을 얹는다. 손을 얹은 방향으로 머리에 힘을 준다. 이 자세를 15초간 유지한다. 좌우 번갈아 가며 2회 실시한다.

머리 밀기 – 회전 방향

손을 볼에 놓고 머리를 손이 있는 방향으로 돌리며 힘을 준다. 이 자세를 15초간 유지한다. 좌우 번갈아 가며 2회 실시한다.

 날개뼈 조이기

앉은 자세에서 허리를 세우고 가슴을 편다. 팔꿈치를 구부린 채 뒤로 당기며 날개뼈를 조인다. 이때 어깨가 위로 들리지 않게 주의한다. 이 자세를 3초간 유지한다. 10회 실시한다.

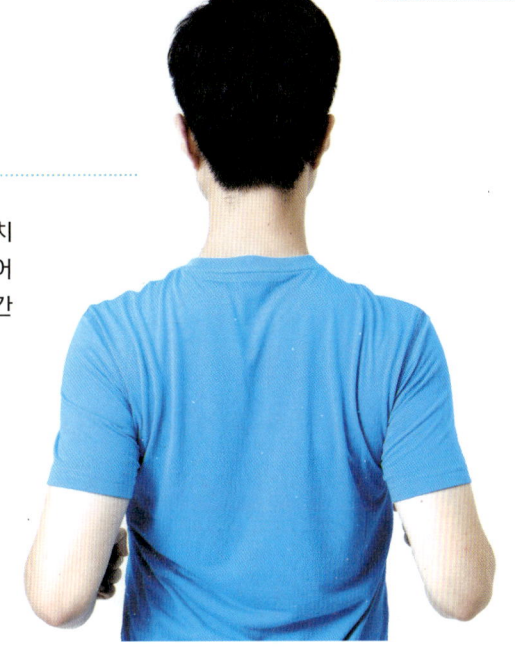

생활방식 개선하기	업무환경 개선하기	바른 자세연습	나쁜 자세습관 고치기
	모니터 거리와 높이, 위치 확인하기 메모홀더 및 서류받침대 사용하기	티슈통 자세 교정법 네 손가락 테스트	구부정한 자세 전화기 목과 어깨 사이에 끼고 받기 장시간 모니터 주시하기

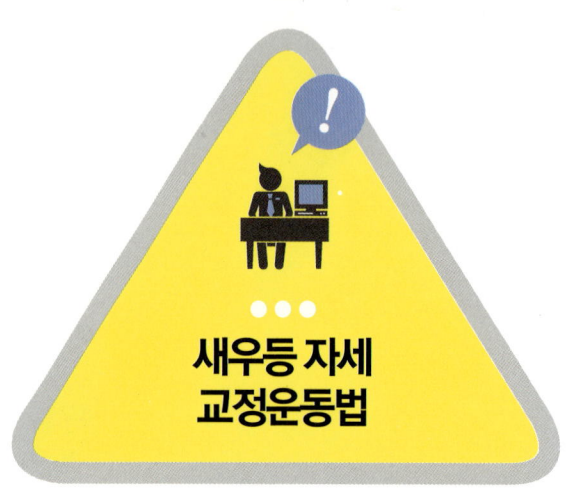

새우등은 등이 굽어 있는 자세를 말한다. 일반적인 등 곡선보다 굽어 있는 각도가 커서 바닥에 눕거나 벽에 기댔을 때, 고개와 허리가 많이 젖혀져서 불편함을 느낀다. 이 자세는 다음의 통증과 관련이 있다.

- 척추와 날개뼈 사이가 아플 때
- 등 위의 근육이 긴장되고 단단해짐을 느낄 때
- 숨을 쉴 때 불편함

새우등 자세는 거북목 자세와 굽은 어깨 자세와 함께 나타나는 경우가 많다. 목과 어깨 부위의 자세 교정운동을 함께 해주면 더욱 효과가 좋다.

이완자세

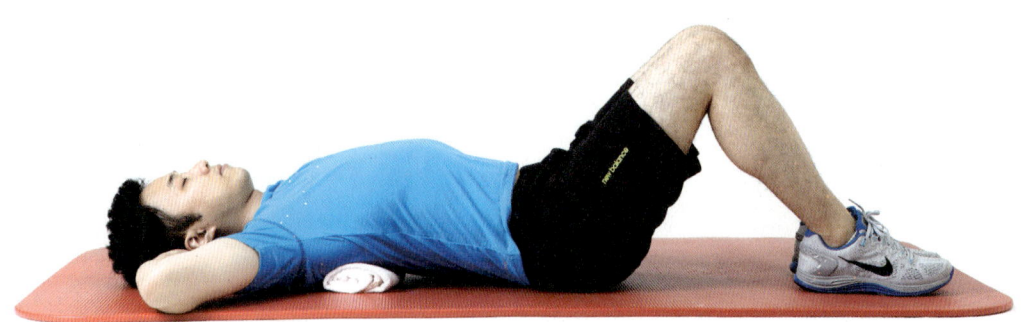

📅 등 교정자세

무릎을 구부리고 바로 누운 자세를 취한다. 수건이나 얇은 이불 등을 말아 가장 굽어 있는 등 부분에 받쳐준다. 등이 젖혀지는 느낌을 받을 것이다. 이 자세를 10분간 유지한다. 첫날은 10분간 실시하고 둘째 날부터 매일 15분씩 실시한다.

유연성 스트레칭

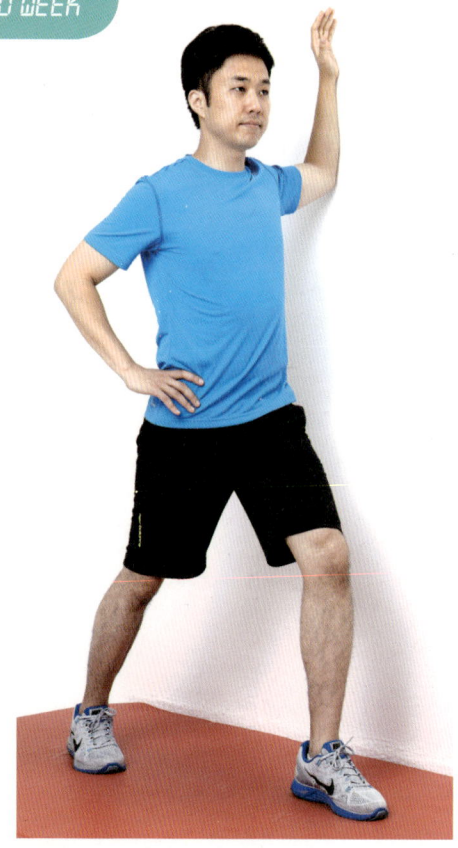 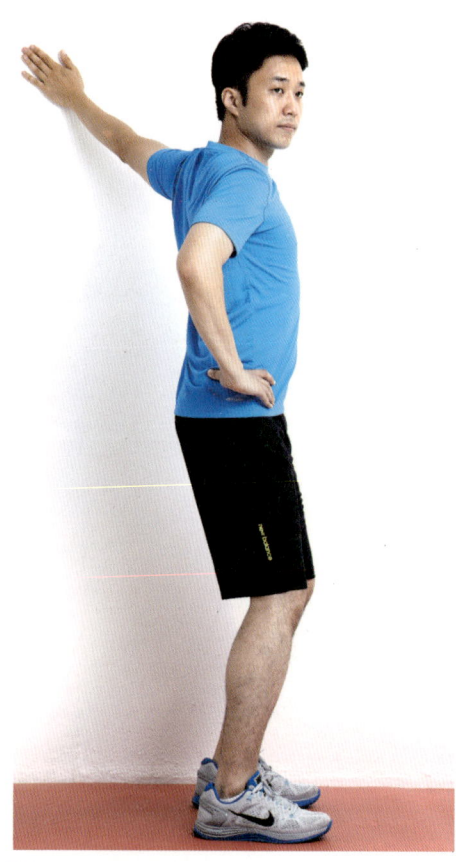

📅 큰 가슴 근육 스트레칭

팔을 90도로 올린 뒤 벽에 붙인다. 한쪽 발을 앞으로 내민 후 살짝 굽힌다. 아랫배에 힘을 주고 벽의 방향과 가슴 방향이 수직이 되게 자세를 잡는다. 가슴은 앞으로 내밀고 팔은 뒤로 젖힌다. 이때 어깨와 가슴 사이가 늘어나는 느낌을 받을 것이다. 이 자세를 15초간 유지한다. 좌우 번갈아 가며 2회 실시한다.

📅 작은 가슴 근육 스트레칭

두 발을 살짝 벌린 후, 무릎을 약간 구부리고 벽에 수직 방향으로 서서 가슴을 편다. 팔을 어깨 뒤 위쪽 방향으로 뻗어 벽에 손바닥을 고정시킨다. 고개는 팔과 반대 방향으로 돌린 후 가슴을 내민다. 이 자세를 15초간 유지한다. 좌우 번갈아 가며 2회 실시한다. 평소 팔이 저리거나 어깨가 저렸던 방향을 집중적으로 스트레칭한다.

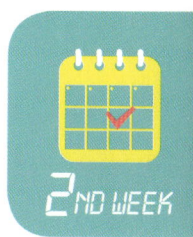

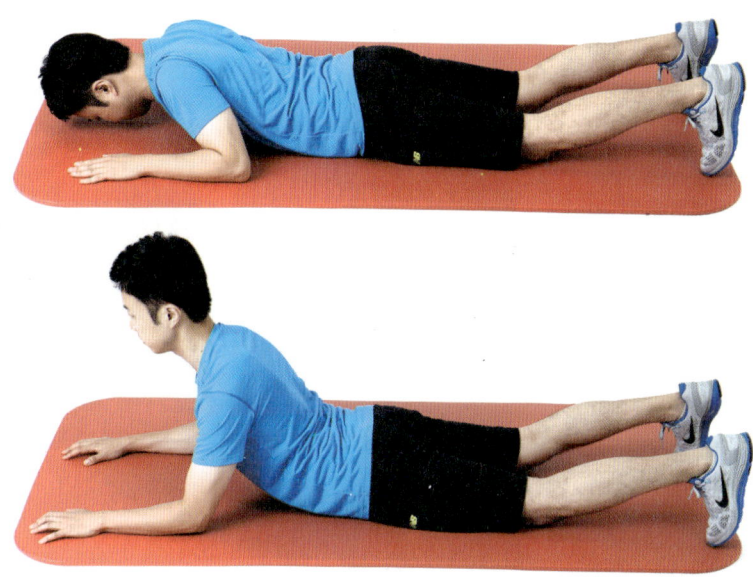

🗓️✓ 백조 스트레칭

엎드린 자세에서 손을 어깨 앞에 놓는다. 상체를 들어 올리며 팔꿈치를 바닥에 놓고 버틴다. 어깨가 움츠러들지 않게 가슴을 펴고 날개뼈를 꼬리뼈 방향으로 지그시 당겨준다. 이 자세를 15초간 유지한다. 2회 실시한다.

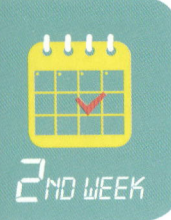

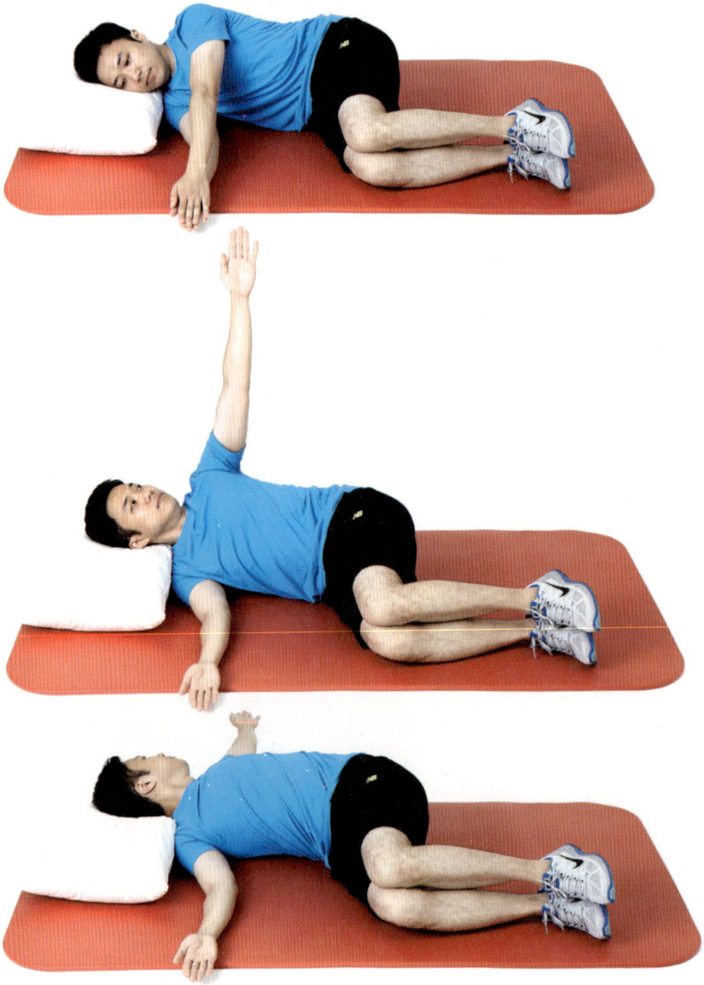

2ND WEEK

📅 누워서 가슴 열기

옆으로 누운 자세에서 양 무릎을 서로 붙인 채 구부리고, 양팔은 앞쪽으로 뻗어 모아준다. 한쪽 팔을 반대 방향으로 넘기면서 몸을 비튼다. 반대쪽 손등과 팔꿈치, 어깨를 바닥에 닿게 한다. 이때 중심이 틀어지는 것을 막기 위해 무릎이 서로 떨어지지 않게 주의한다. 이 자세를 15초간 유지한다. 좌우 번갈아 가며 2회 실시한다.

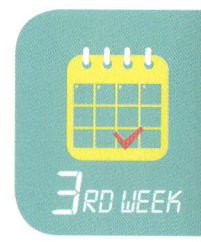

재강화 근력운동

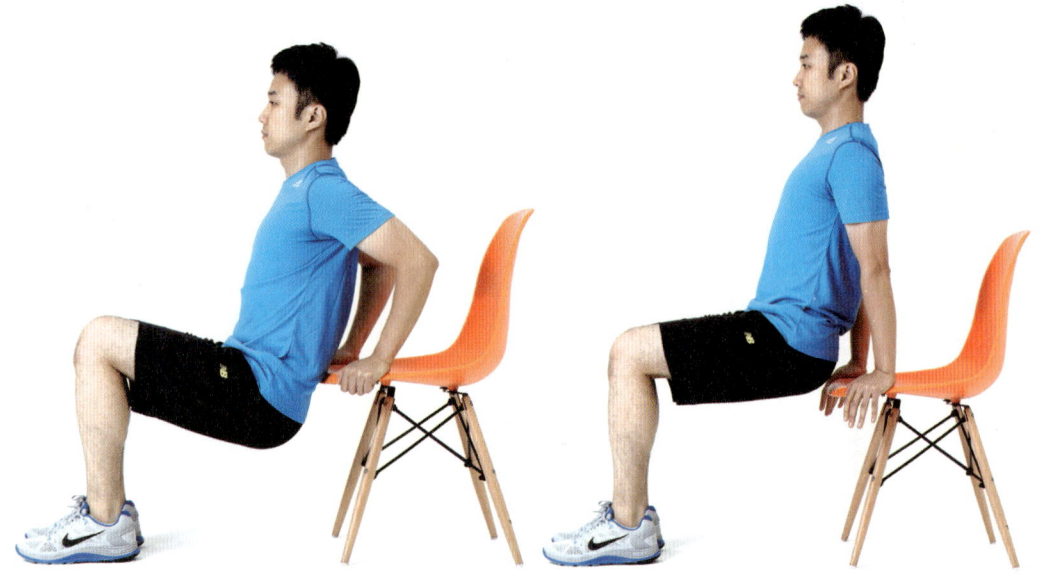

✅ 체어 딥스 운동

의자 앞에 무릎을 구부리고 두 손은 의자 끝을 잡는다. 마치 평행봉을 하듯이 팔꿈치를 천천히 구부려 몸을 아래로 내렸다가 다시 천천히 펴주며 몸을 올려준다. 이때 어깨를 꼬리뼈 방향으로 끌어당기고 등을 조이며 가슴을 넓게 펴준다. 이 자세를 3초간 유지한다. 10회 실시한다. 날개뼈 조이기 운동의 강도가 약하다면 이 운동을 실시한다.

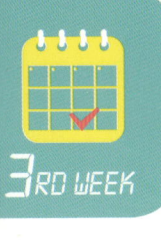

3RD WEEK

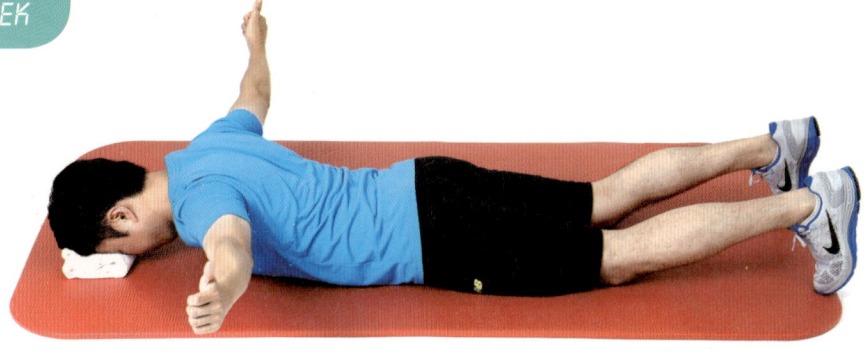

✅ 중부승모근 운동

엎드린 자세에서 이마에는 낮은 베개나 수건을 접어 받쳐준다. 목을 편평하게 한 상태에서 중심을 잡는다. 팔을 어깨 옆으로 뻗은 뒤 엄지손가락이 하늘을 향하도록 한다. 팔을 바닥으로 내렸다가 다시 들어 올린다. 이때 등을 조이는 느낌에 받을 것이다. 이 자세를 3초간 유지한다. 10회 실시한다.

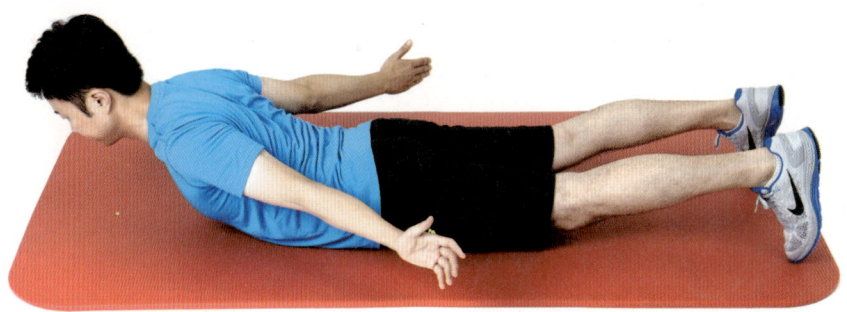

✅ 코브라 자세

엎드린 자세에서 엄지손가락이 위를 향하도록 한 뒤 양팔을 아래로 뻗는다. 가슴을 펴고 상체를 들어 올린다. 이때 어깨를 펴고 날개뼈를 꼬리뼈 쪽으로 당겨주며 등을 조인다. 이 자세를 3초간 유지한다. 10회 실시한다.

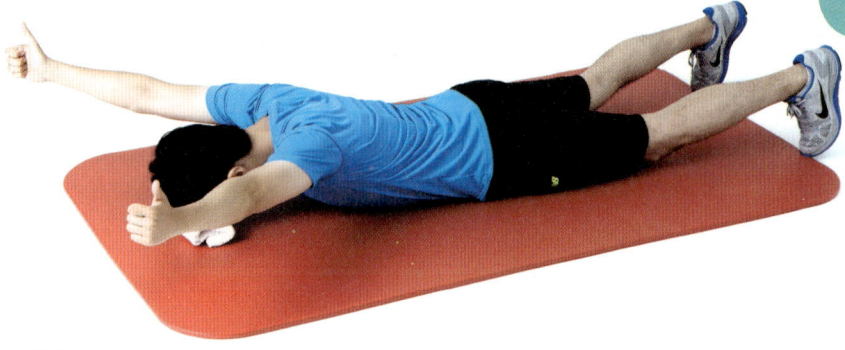

📅 하부승모근 운동

엎드린 자세에서 이마에는 낮은 베개 또는 수건을 접어 받쳐준다. 목을 편평하게 한 상태에서 중심을 잡는다. 팔을 알파벳 Y자처럼 어깨 위로 뻗은 뒤 엄지손가락이 하늘을 향하도록 한다. 팔을 바닥까지 내렸다가 다시 들어 올린다. 이때 등을 조이는 느낌을 받을 것이다. 이 자세를 3초간 유지한다. 10회 실시한다.

생활방식 개선하기	업무환경 개선하기	바른 자세연습	나쁜 자세습관 고치기
	모니터 거리와 높이, 위치 확인하기 메모홀더 및 서류 받침대 사용하기 의자 높이 맞추기 키보드와 마우스 거리 확인하기	티슈통 자세 교정법 네 손가락 테스트 머리 위에 책 올려놓고 척추 세우기	구부정한 자세 시선을 아래로 하며 걷기

chapter 6 • 내 몸에 맞춘 1 대 1 자세 트레이닝

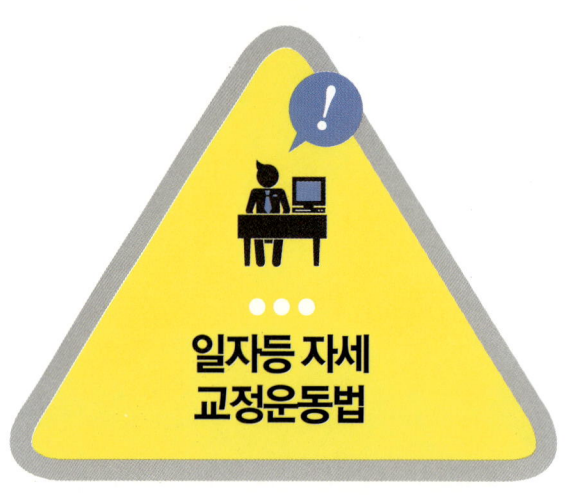

등 곡선이 없이 일자로 펴져 있는 일자등 자세는, 손으로 등 부위를 만져보면 곡선이 느껴지지 않는다. 등을 세우거나 펴려고 하면 불편하고 통증을 느낀다. 이 자세는 다음의 통증과 관련이 있다.

- 등 윗 근육이 경직되고 뭉칠 때
- 등을 펴려고 하면 더 불편하고, 오히려 등을 구부리는 자세가 편할 때
- 숨을 쉴 때, 등 부위에서 불편함을 느낌

일자등 자세는 일자허리 자세와 함께 나타나는 경우가 많다. 일자허리 자세 교정운동과 함께 해주면 실시하면 더욱 효과가 좋다.

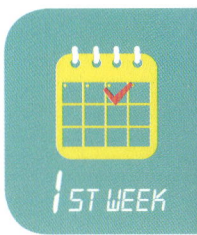

이완자세

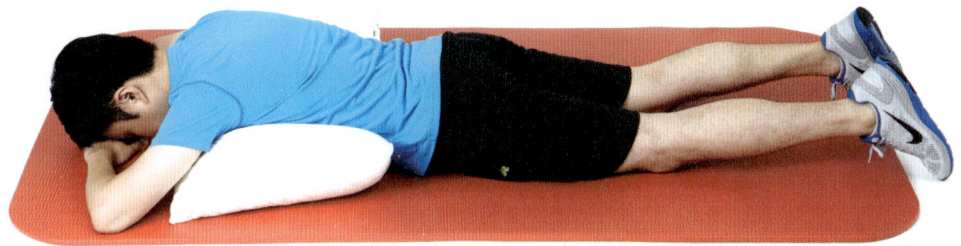

보아뱀 자세

두툼하고 넓은 베개를 가슴 아래에 놓고 엎드린다. 이때 팔은 머리 아래에 놓는다. 등을 펴주면서 깊게 호흡을 하고 내쉬기를 반복한다. 이 자세를 10분간 유지한다. 첫날은 10분간 실시하고 둘째 날부터 매일 15분씩 실시한다.

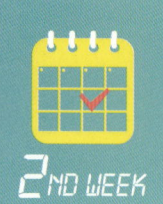

유연성 스트레칭

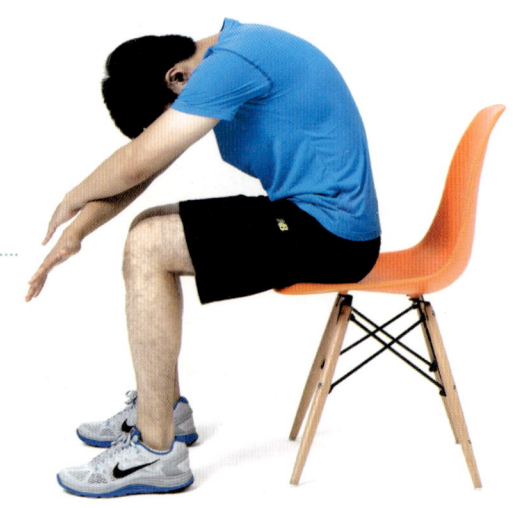

📅 등 스트레칭

의자에 앉아서 양팔을 아래를 향해서 쭉 펴준다. 이때 배를 집어넣고 등을 최대한 늘려준다. 이 자세를 15초간 유지한다. 2회 실시한다.

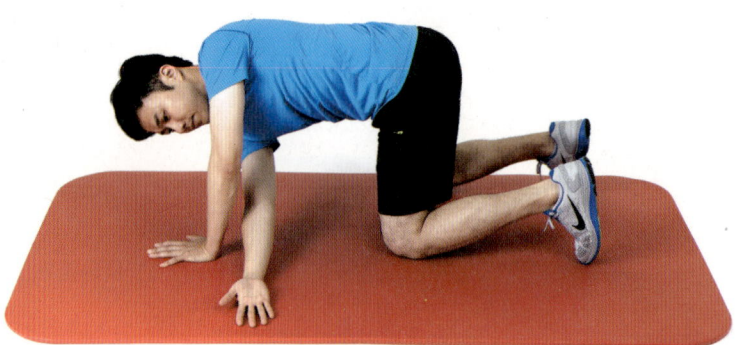

📅 능형근 스트레칭

네발 기기 자세를 취한 상태에서 한쪽 팔을 반대쪽 팔 아래로 뻗는다. 등과 어깨 뒤가 늘어나는 느낌을 받을 것이다. 이 자세를 15초간 유지한다. 좌우 번갈아 가며 2회 실시한다. 뻗은 손등과 바닥 사이에 쿠션이나 베개를 놓고 베개를 밀면서 팔을 뻗어주면 더 큰 효과를 볼 수 있다.

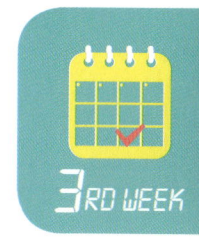

재강화 근력운동

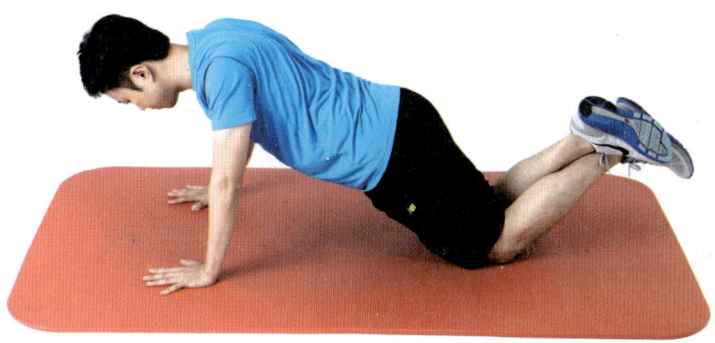

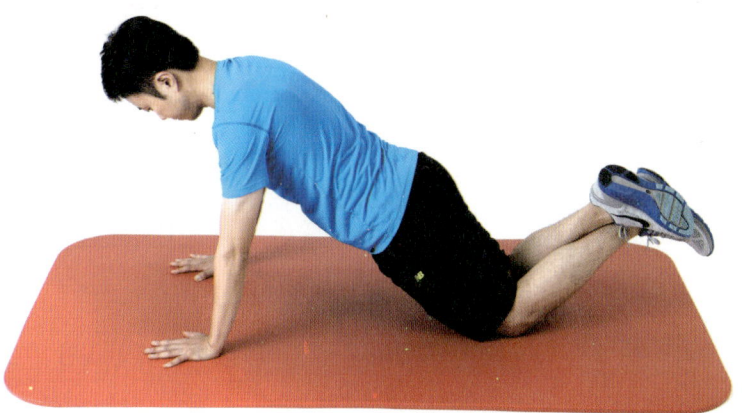

📅 앞전거근 운동

무릎을 바닥에 대고 팔굽혀펴기 자세를 취한다. 손이 어깨 아래에 놓이도록 하고, 팔꿈치를 편 상태에서 바닥을 밀면서 상체를 들어 올린다. 이 자세를 3초간 유지한다. 준비자세로 돌아온다. 10회 실시한다.

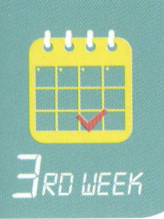

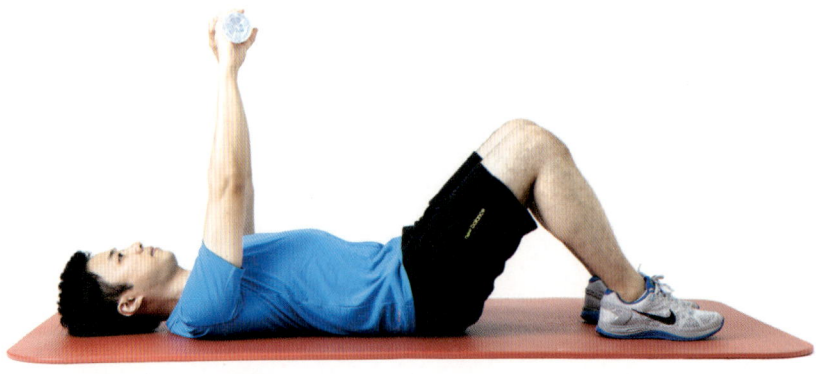

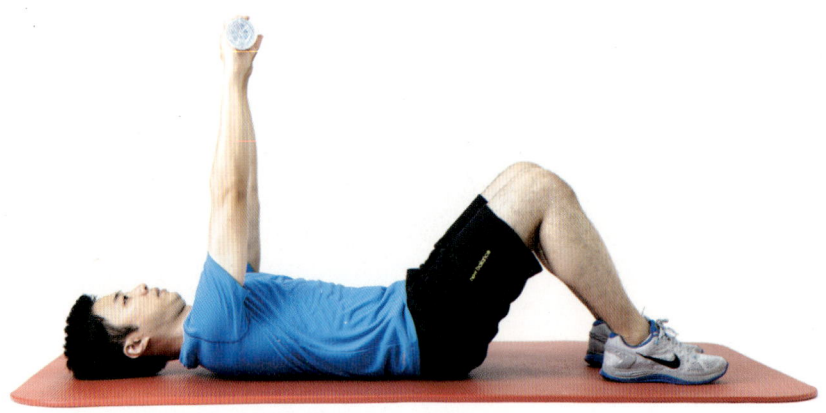

앞전거근 운동 변형자세

누운 자세에서 물통을 쥔 팔을 앞으로 쭉 뻗는다. 그 다음 어깨가 바닥에서 떨어지도록 팔을 앞으로 더 뻗어준다. 이 자세를 3초간 유지한다. 준비자세로 돌아온다. 10회 실시한다. 앞전거근 운동이 힘들게 느껴진다면 이 운동으로 대체한다.

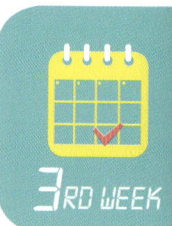

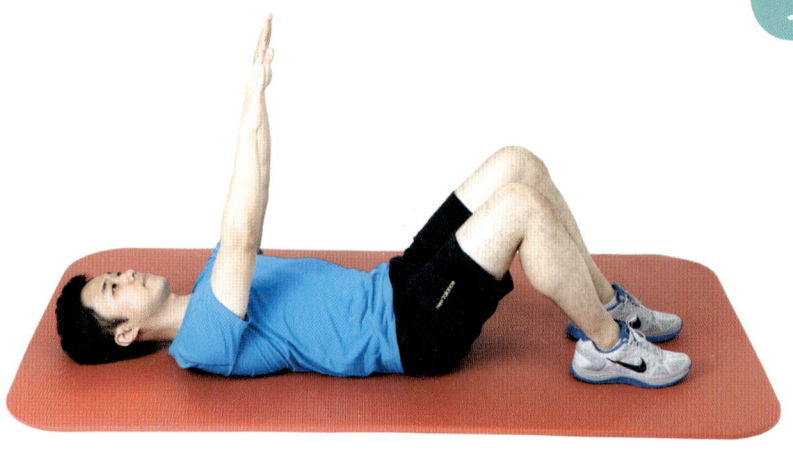

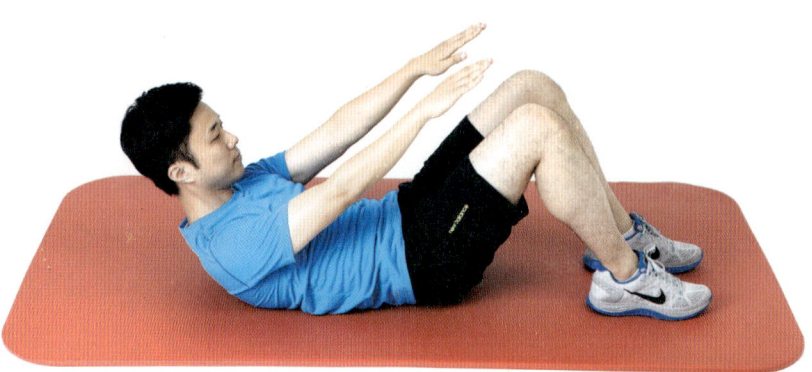

✅ 부분 윗몸일으키기

누운 자세에서 팔을 위로 뻗는다. 호흡을 내쉬면서 상체를 일으킨다. 이때 상체는 날개뼈가 바닥에서 떨어지기 전까지만 일으킨다. 이 자세를 3초간 유지한다. 준비자세로 돌아온다. 10회 실시한다. 머리를 들어 올릴 때, 턱이 앞으로 밀리고 고개가 뒤로 젖혀지지 않게 주의한다.

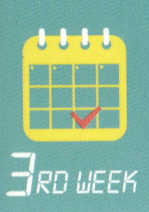

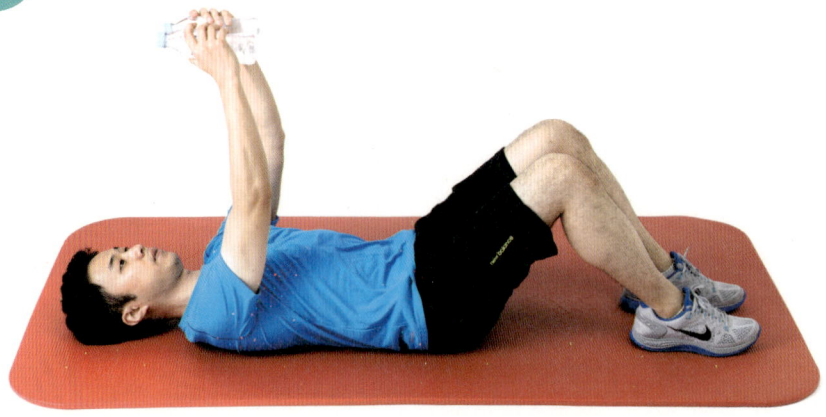

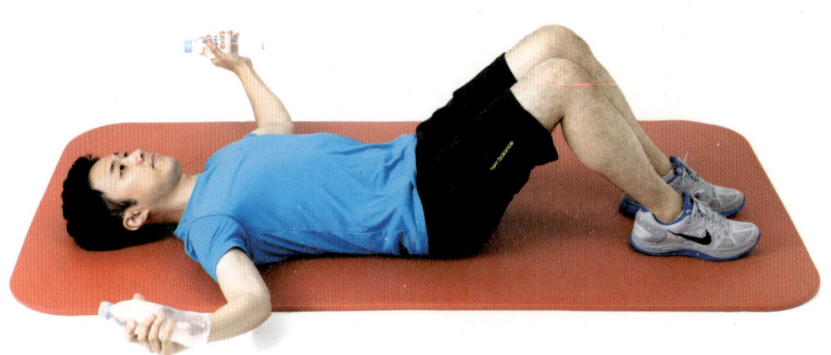

플라이 FLY 운동

누운 자세에서 물통을 들고 팔을 앞으로 뻗는다. 이때 팔꿈치는 완전히 펴지 않고 살짝 구부린다. 천천히 팔을 옆으로 벌린다. 가슴 앞쪽에 힘이 실리는 것을 느낄 수 있다. 팔을 끝까지 벌린 상태에서 3초간 유지한다. 준비자세로 돌아온다. 10회 실시한다.

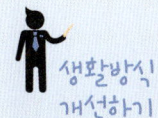

업무환경 개선하기	바른 자세연습	나쁜 자세습관 고치기
모니터 거리와 높이 위치 확인하기	배에 힘주고 허리 세우기 허리 근육 스트레칭	허리를 세운 상태에서 몸을 앞으로 기울인 자세 한 자세로 오래 앉아 있기

생활방식 개선하기

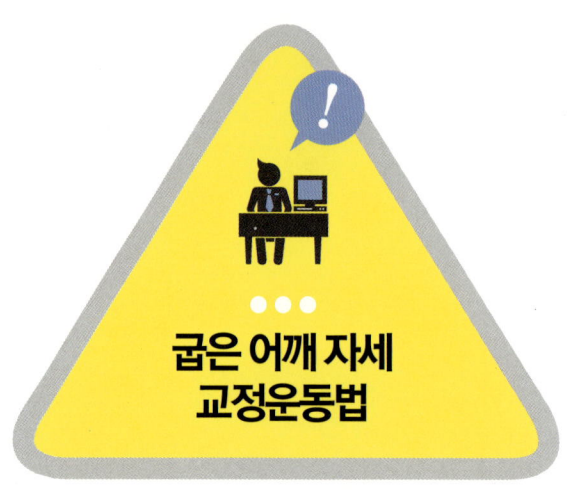

어깨가 앞으로 굽어 있는 이 자세는, 바로 섰을 때 손등이 많이 보이거나 어깨에 옷 주름이 많이 접히면 의심해볼 필요가 있다. 이 자세는 다음의 통증과 관련이 있다.

- 팔과 어깨 부위에서 통증이 느껴질 때
- 어깨에 힘이 잘 들어가지 않을 때
- 어깨를 움직이기 어려울 때(특히 옆과 위로 움직이기 어려움)
- 어깨를 움직일 때 통증이 느껴짐

굽은 어깨 자세는 거북목 자세나 새우등 자세와 함께 나타나는 경우가 많다. 거북목 자세와 새우등 자세 교정운동과 함께 해주면 더욱 효과가 좋다.

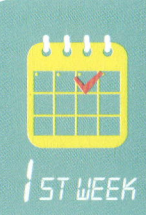

이완자세
1ST WEEK

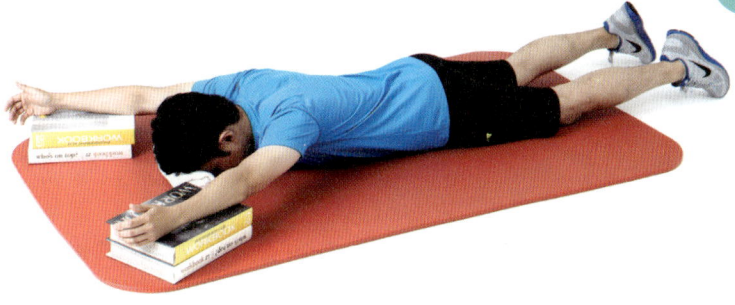

✅ Y자 자세

엎드린 자세에서 머리 양 옆에 책을 3~4권 정도 쌓아둔다. 이마에는 수건을 접어 받친다. 팔을 Y자 형태로 뻗어 엄지손가락이 위를 향하도록 한 뒤 책 위에 올려놓는다. 어깨 통증이 느껴지지 않는 범위에서 책 높이를 조절한다. 첫날은 10분간 실시하고 둘째 날부터 매일 15분씩 실시한다.

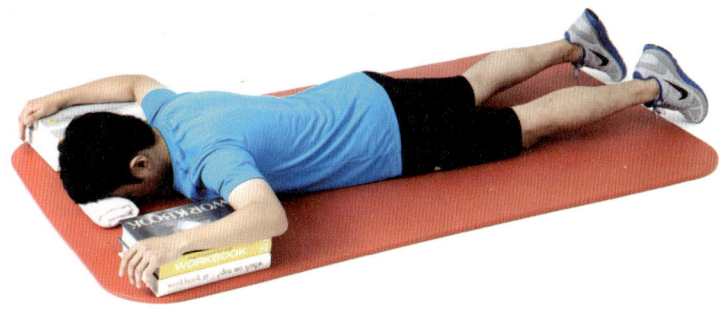

✅ 포크 자세

엎드린 자세에서 머리 양 옆에 책을 3~4권 정도 쌓아둔다. 이마에는 수건을 접어 받친다. 이때 코가 바닥에 닿지 않도록 하고, 목을 세워준다. 책 위에 팔을 걸친다. 이때 팔은 직각이 되게 한다. 가슴이 늘어나고 등이 조이는 느낌을 받을 것이다. 이 자세를 10분간 유지한다. 첫날은 10분간 실시하고 둘째 날부터 매일 15분씩 실시한다. Y자 자세가 힘들면 이 자세를 실시한다.

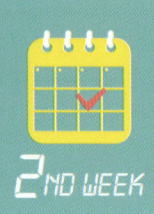

유연성 스트레칭

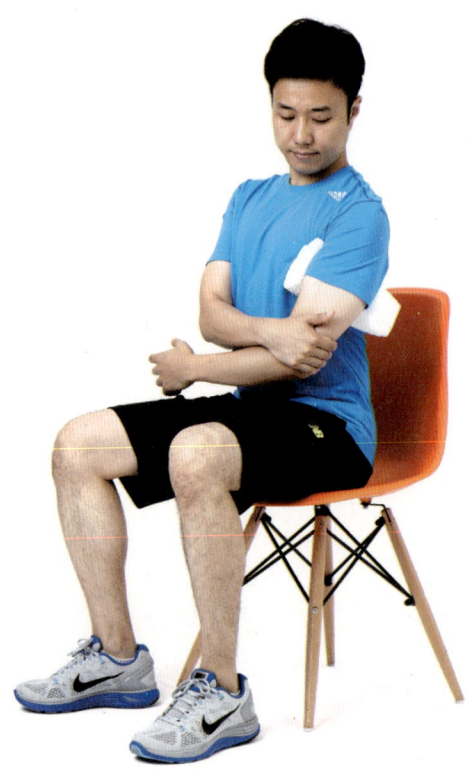

📅 어깨 늘리기

겨드랑이 깊숙한 곳에 수건을 돌돌 말아 끼워 넣는다. 수건은 최대한 깊숙이 넣어준다. 다른 손으로 팔꿈치를 반대쪽 허벅지를 향해 지그시 끌어당겨준다. 이 자세를 15초간 유지한다. 좌우 번갈아 가며 2회 실시한다.

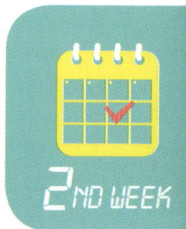

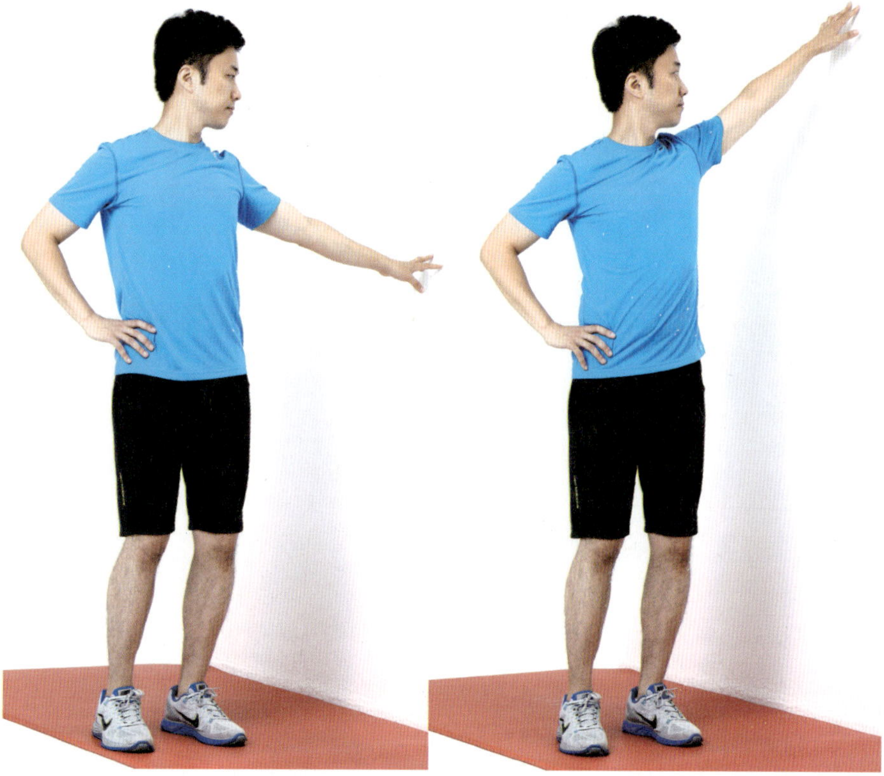

📅 손가락 사다리 스트레칭

벽에 서서 손가락으로 사다리를 타듯이 움직이며 천천히 어깨를 올린다. 어깨 아래 중간 높이에서 시작하여 머리 위로 올렸다 내렸다를 10회 반복한다. 반대쪽도 같은 방법으로 실시한다.

2ND WEEK

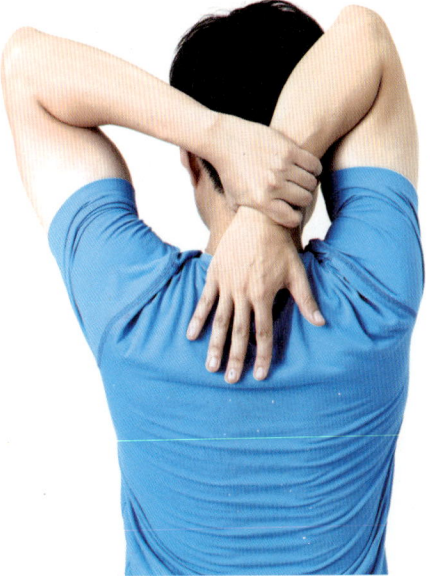

대원근 스트레칭

두 팔을 머리 위로 뻗고 한쪽 팔꿈치를 구부린다. 반대쪽 손으로 구부린 팔의 손목을 잡고 아래로 지그시 당겨준다. 이 자세를 15초간 유지한다. 좌우 번갈아 가며 2회 실시한다.

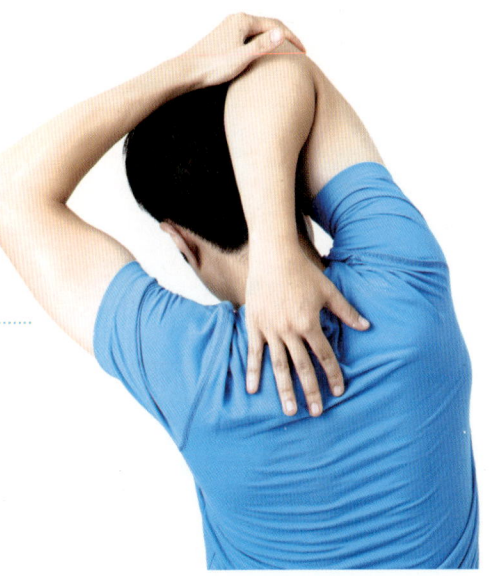

광배근 스트레칭

두 팔을 머리 위로 뻗고 한쪽 팔꿈치를 구부린다. 반대쪽 손으로 구부린 팔의 팔꿈치를 잡고 아래로 지그시 당겨주면서 옆으로 몸을 기울인다. 15초간 유지한다. 좌우 번갈아 가며 2회 실시한다.

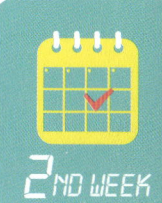

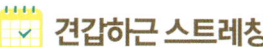 견갑하근 스트레칭

팔꿈치를 앞으로 서로 모은다. 스트레칭 하는 쪽 팔꿈치를 위로 올린 후, 손바닥은 하늘을 향하게 한다. 다른 손으로 뒤로 젖힌 손을 잡고 아래로 끌어당긴다. 이 자세를 15초간 유지한다. 좌우 번갈아 가며 2회 실시한다.

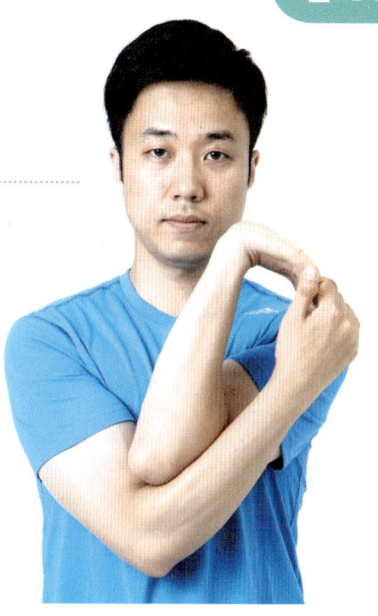

이두근 스트레칭

벽을 등지고 선다. 팔을 뒤로 뻗어 손바닥을 벽에 댄다. 이때 가슴은 정면을 보게 하고, 몸통은 앞으로 내민다. 어깨 앞쪽과 팔이 늘어나는 느낌을 받을 것이다. 이 자세를 15초간 유지한다. 좌우 번갈아 가며 2회 실시한다.

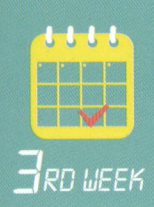
재강화 근력운동

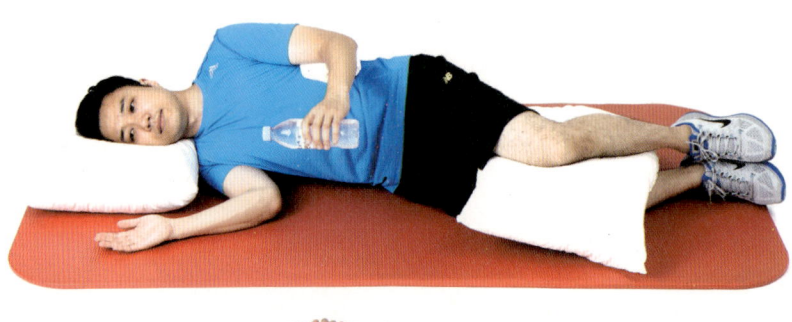

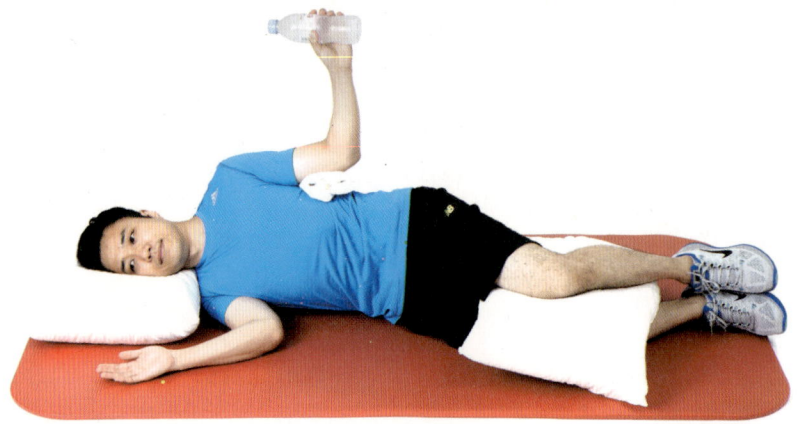

외회전근 운동

옆으로 누워 팔을 90도로 구부린 후, 겨드랑이 사이에 수건을 사이에 끼고 팔꿈치를 붙인다. 물통이나 1~2kg 덤벨을 쥔 채, 팔꿈치를 붙인 상태에서 위로 들어 올린다. 이 자세를 3초간 유지한다. 좌우 번갈아 가며 10회 실시한다.

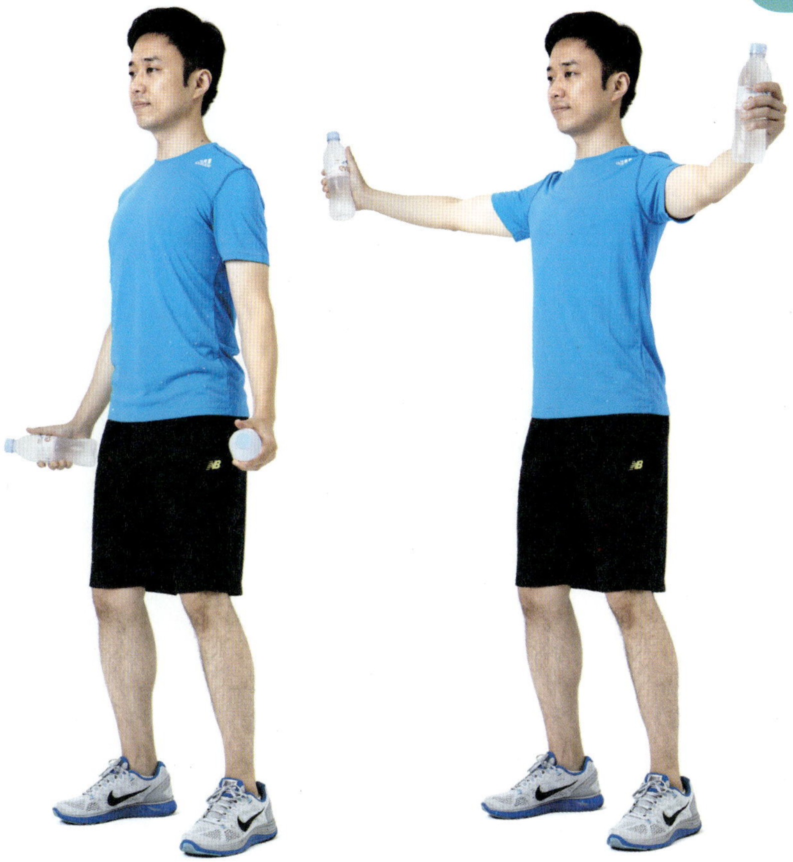

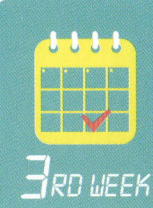

📅 풀캔 FULL CAN 운동

가슴을 펴고 척추를 바르게 세운다. 날개뼈를 약간 조이는 느낌으로 물통이나 1~2kg 덤벨을 들어 올린다. 이때 엄지손가락이 하늘을 향하도록 한다. 이 자세를 3초간 자세를 유지한다. 10회 실시한다.

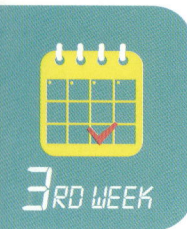

3RD WEEK

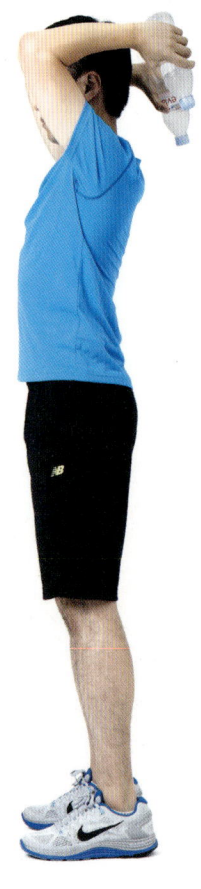
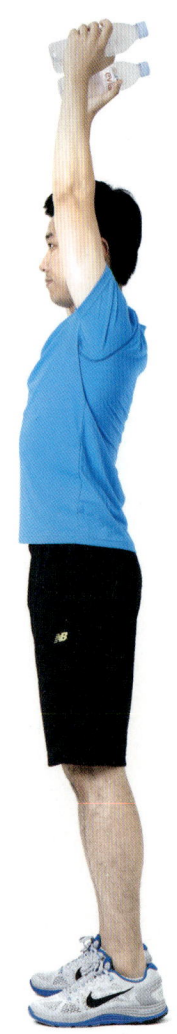

📅 삼두근 운동

바로 선 자세에서 물통이나 1~2kg 덤벨을 양손에 쥔 채, 머리 위로 팔을 들어 올린다. 팔꿈치를 펴면서 물통을 머리 위로 들어 올린다. 이 자세를 3초간 유지한다. 준비자세로 돌아온다. 10회 실시한다.

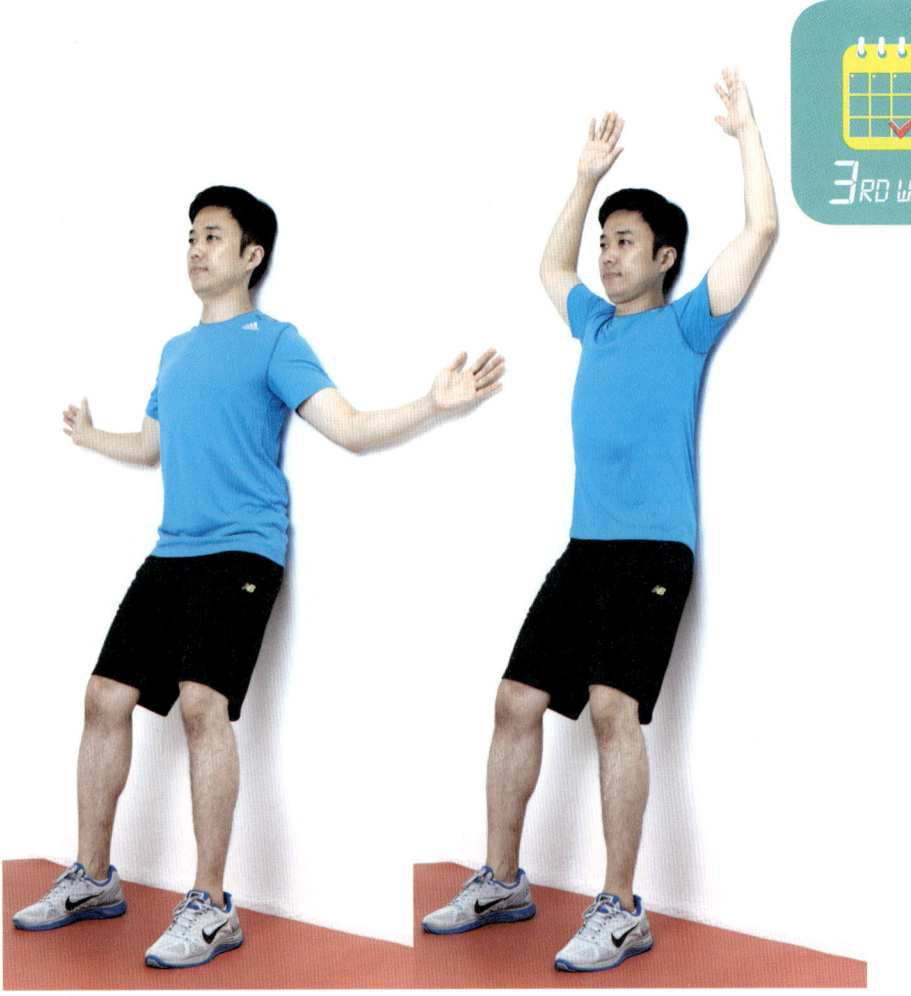

📅 월 엔젤 WALL ANGEL 운동

중심을 잡기 위해 다리를 약간 앞으로 내민 상태에서 무릎을 구부리고 벽에 기대어 선다. 머리와 등, 허리와 골반을 벽에 붙인다. 팔은 120도로 팔꿈치를 구부려 옆으로 뻗는다. 손등, 어깨, 팔꿈치를 모두 벽에 붙인 상태에서 마치 날개짓을 하듯이 팔을 위아래로 올렸다 내린다. 팔을 내린 상태에서 날개뼈를 3초간 조여준다. 10회 반복한다.

생활방식 개선하기	업무환경 개선하기	바른 자세연습	나쁜 자세습관 고치기
	키보드와 마우스 거리 확인하기 의자 높이 맞추기	머리 위에 책 얹어놓고 척추 세우기 어깨 펴기	구부정한 자세 낮은 베개를 사용하여 옆으로 누워 자기

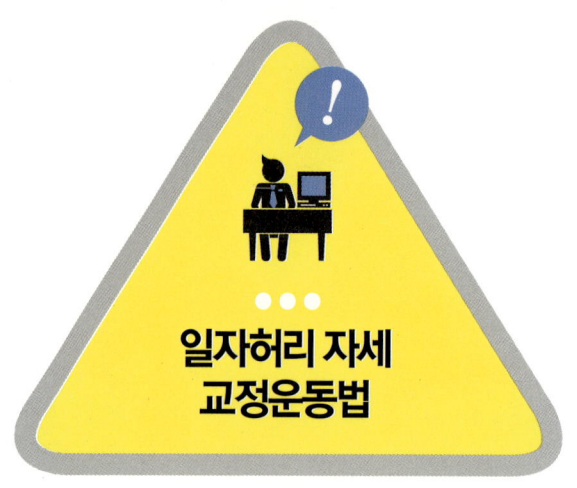

일자허리는 허리의 곡선이 없이 일자로 펴져 있는 자세를 말한다. 손으로 허리 부위를 만져보면 허리의 곡선이 느껴지지 않는다. 일자허리 자세는 보통 2가지로 나뉜다. 일자허리 I은 옆에서 보았을 때, 어깨와 고관절 무릎이 일직선에 놓여 있는 형태고, 일자허리 II는 어깨와 무릎에 비해 고관절이 앞으로 나와 있다. 이 자세는 다음의 통증과 관련이 있다.

- 허리를 자주 삐끗하는 경우
- 허리를 숙이면 허리통증이 느껴지고, 엉덩이와 다리 쪽이 저릴 때
- 앉았다 일어날 때 허리에 통증을 느낌
- 일반적인 허리 부위 근육통

일자허리 자세는 등과 골반 자세와 관련이 있으므로 새우등 자세나 일자등 자세, 골반불균형 자세 교정운동을 함께 해주면 더욱 효과가 좋다.

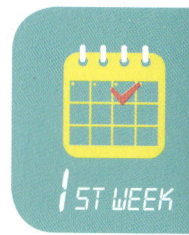

이완자세

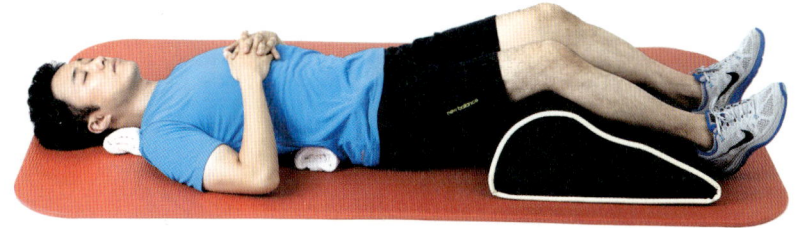

📅 목과 허리에 수건 받치기

수건 2장을 준비한다. 수건을 가로 방향으로 돌돌 말은 뒤, 수건 하나는 목 뒤에 받치고 나머지 수건은 허리 뒤에 받친다. 무릎은 구부린 상태에서 두툼한 쿠션이나 얇은 이불을 말아 넣는다. 첫날은 10분간 실시하고 둘째 날부터는 15분간 실시한다.

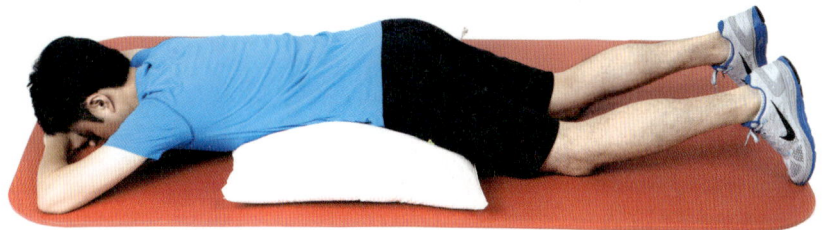

📅 보아뱀 변형자세

엎드린 자세에서 복부와 골반에 걸쳐 넓은 베개를 가로로 받쳐준다. 허리가 늘어나는 느낌을 받을 것이다. 첫날은 10분간 실시하고 둘째 날부터는 15분간 실시한다. 목과 허리에 수건 받치기 자세가 힘들거나 허리 디스크가 있을 경우 이 자세를 실시한다.

chapter 6 • 내 몸에 맞춘 1 대 1 자세 트레이닝

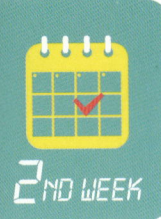

유연성 스트레칭

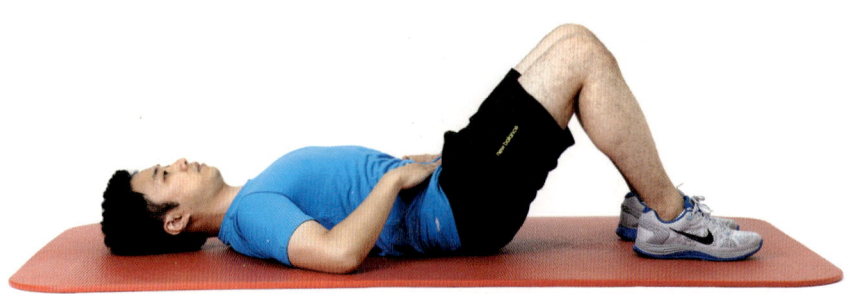

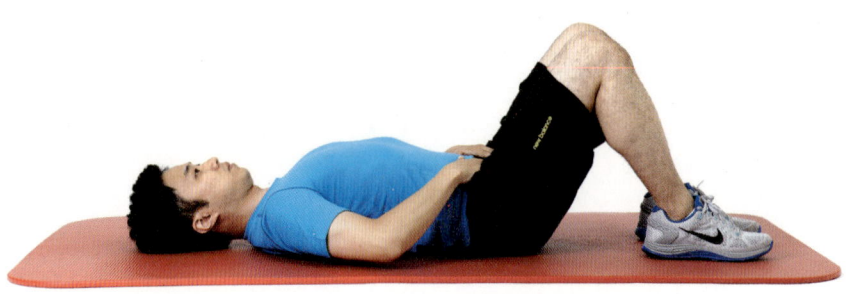

🗓 **골반 기울이기**(기본 동작)

누운 자세에서 무릎을 구부린다. 양손을 골반 앞에 놓고, 지면과 골반이 수평이 되도록 만든다. 숨을 내쉬면서 아랫배에 힘을 주고 꼬리뼈를 끌어올리며 허리를 바닥에 붙인다. 다시 숨을 들이마시며 허리를 들어 올린다. 준비자세로 돌아온다. 이 동작을 10회씩 2세트 실시한다. 이 동작은 골반의 중립 위치를 찾는 데 도움이 된다.

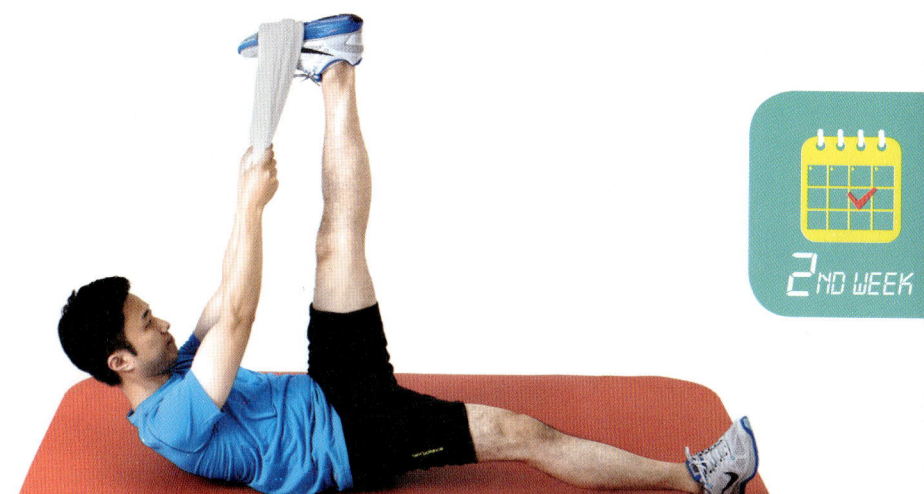

뒤 허벅지 스트레칭

바로 누운 자세에서 한쪽 다리는 무릎을 살짝 구부린 채 바닥에 놓는다. 양손으로 수건을 잡고 반대쪽 다리 발바닥에 수건을 걸어준다. 발바닥으로 수건을 밀어내면서 최대한 무릎을 펴준다. 허벅지 뒤가 늘어나는 느낌을 받을 것이다. 이 자세를 15초간 유지한다. 좌우 번갈아 가며 2회 실시한다. 상체를 지나치게 앞으로 들어 올리면 복부의 압력이 높아져 디스크가 밀릴 수 있으므로 디스크 환자는 상체를 세우지 않도록 주의한다.

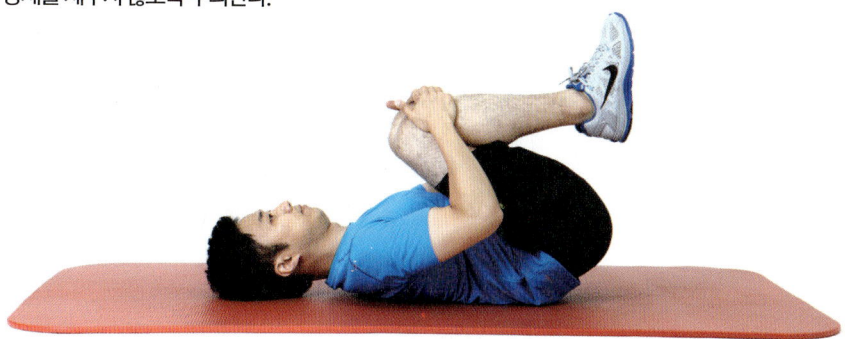

허리 스트레칭

누운 자세에서 양쪽 무릎을 가슴 쪽으로 당긴다. 이때 허리가 늘어나는 느낌을 받을 것이다. 이 자세를 15초간 유지한다. 2회 실시한다.

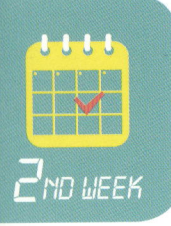

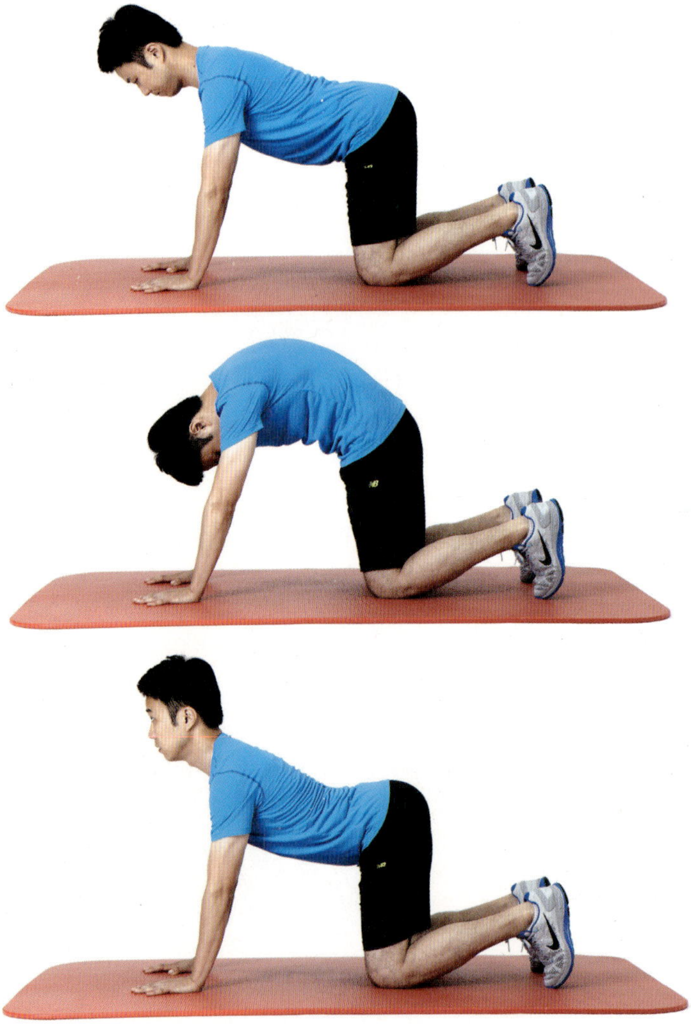

고양이등 스트레칭 (기본 동작)

엎드린 자세에서 고개를 숙인다. 허리는 위를 향해 길게 늘린다. 이 자세를 15초간 유지한다. 반대로 고개를 들고 허리를 아래를 향해 길게 늘이며 15초간 유지한다. 다시 중립자세로 돌아온다. 2회 실시한다.

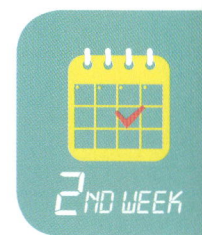

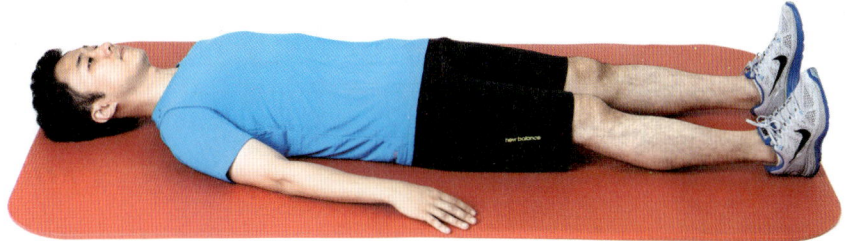

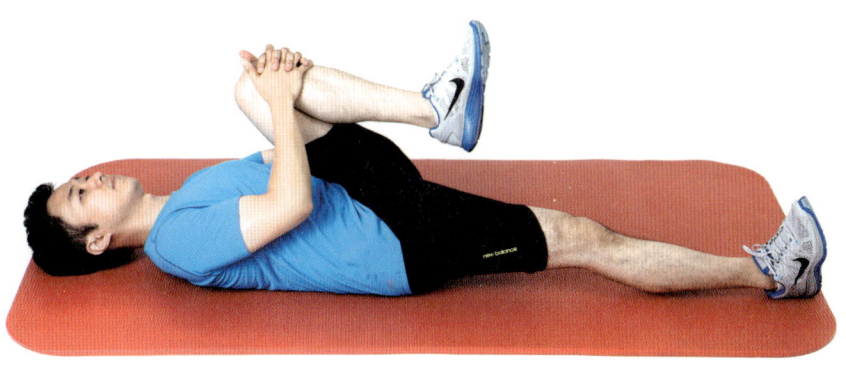

📅 엉덩이 스트레칭

누운 자세에서 한쪽 무릎을 가슴 쪽으로 당겨 스트레칭을 실시한다. 이때 엉덩이 부위가 늘어나는 느낌을 받을 것이다. 이 자세를 15초간 유지한다. 좌우 번갈아 가며 2회 실시한다.

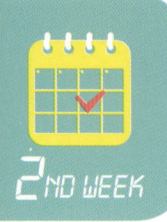

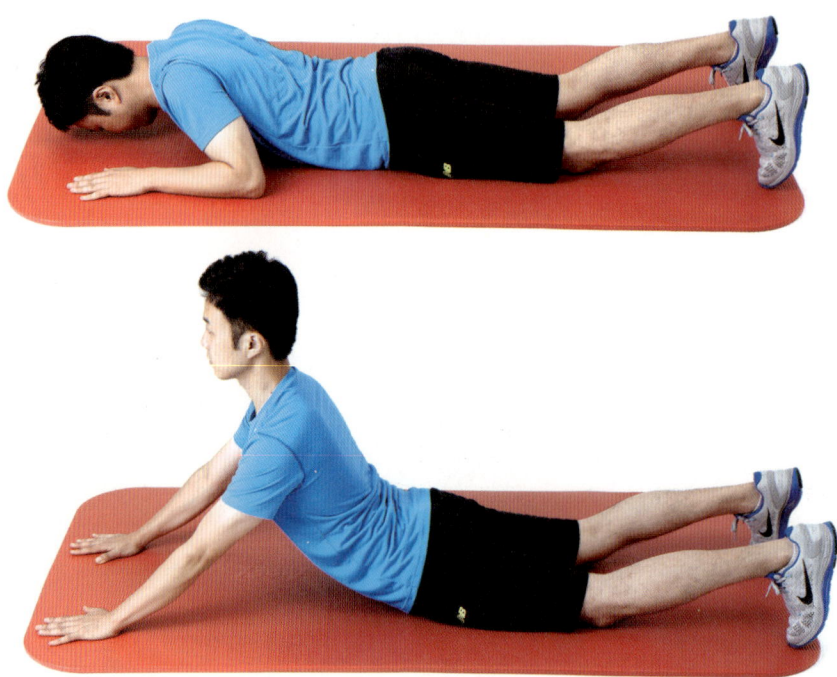

복부 스트레칭 (일자허리 II 추천 동작)

엎드린 자세에서 손을 어깨 앞에 놓는다. 팔꿈치를 천천히 펴면서 상체를 들어 올린다. 복부가 당기는 느낌을 받을 것이다. 이 자세를 15초간 유지한다. 2회 실시한다. 만약 허리가 불편하다면 허리가 젖혀지는 각도를 줄여 실시한다.

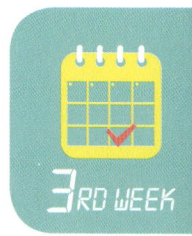

재강화 근력운동
3RD WEEK

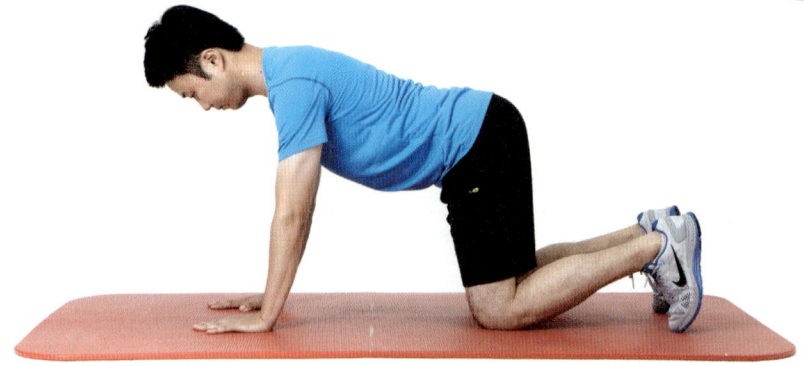

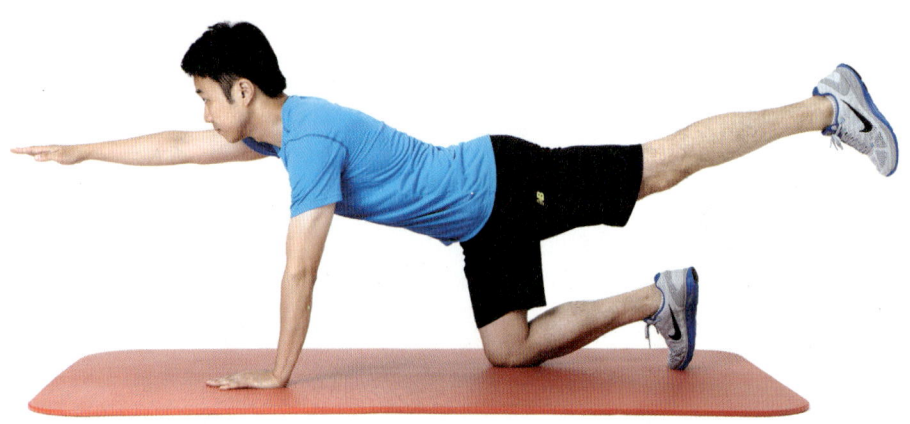

📅 팔다리 교차 들기 운동 (기본 동작)

네발 기기 자세에서 가슴을 들고 팔다리를 엇갈려 들어 올린다. 이 자세를 15초간 유지한다. 좌우 번갈아 가며 2회 실시한다.

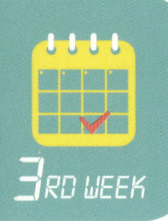

3RD WEEK

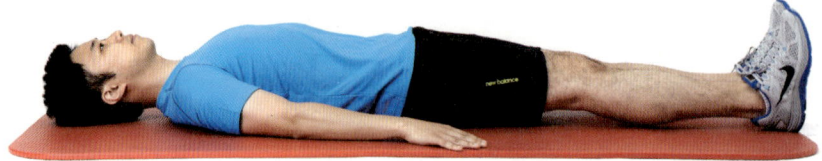

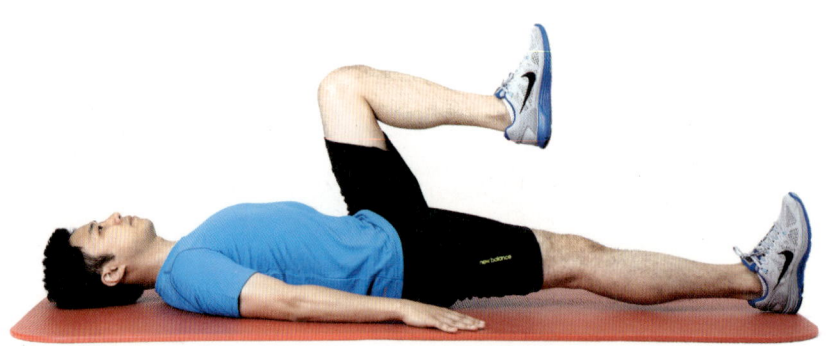

고관절 굴곡근 운동

누운 자세에서 무릎을 들어 천천히 가슴 가까이 들어 올린다. 이 자세를 3초간 유지한 뒤, 발을 바닥에 내려놓는다. 좌우 번갈아 가며 10회 실시한다. 이 운동이 익숙해지면 일어선 상태에서 같은 방법으로 실시한다.

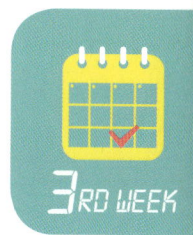
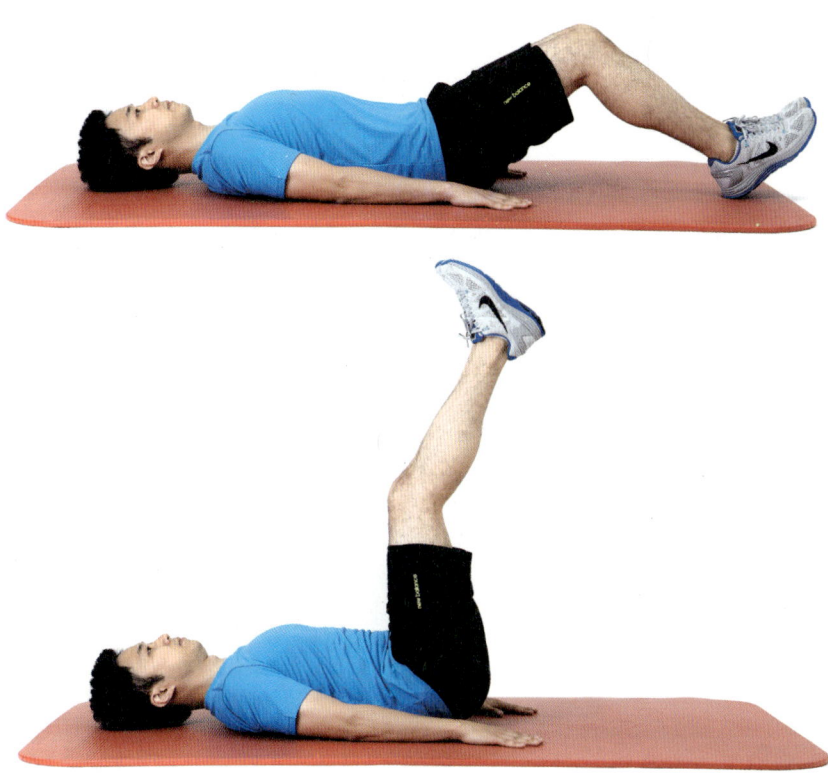

📅 하복부 운동 (일자허리 II 추천 동작)

누운 자세에서 무릎을 약간 구부린다. 바닥에서 발을 뗀 뒤, 다리를 90도가 될 때까지 들어 올린다. 발을 내릴 땐 바닥에 닿지 않은 상태까지만 내린다. 10회씩 2세트 실시한다.

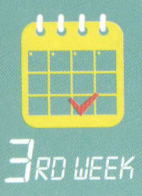

3RD WEEK

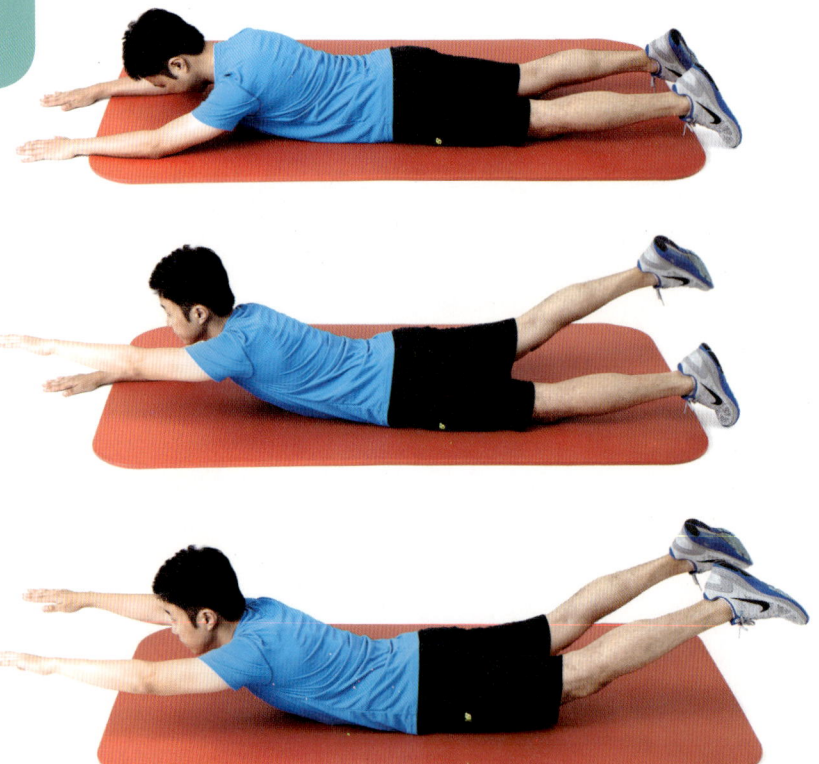

🗓️ 슈퍼맨 운동 (일자허리Ⅰ 추천 동작)

엎드린 자세에서 팔을 머리 위로 뻗는다. 상체를 세우면서 팔과 다리를 엇갈려 들어 올린다. 이 자세를 15초간 유지한다. 좌우 번갈아 가며 2회 실시한다. 통증이 심하지 않으면 양팔, 양다리를 한꺼번에 들어 올린다.

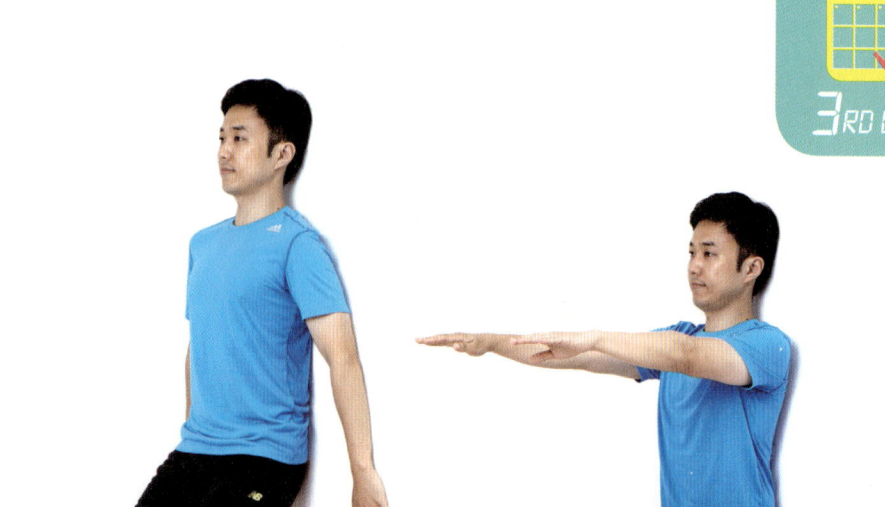

📅 월 스쿼트 WALL SQUAT 운동

중심을 잡기 위해 다리를 약간 앞으로 내민 상태에서 무릎을 구부리고 벽에 기대어 선다. 발을 11자로 한 상태에서 골반 너비만큼 벌린다. 숨을 내쉬면서 무릎을 구부린다. 이때 무릎은 90도가 되도록 만든다. 이 자세를 15초간 유지한다. 준비자세로 돌아온다. 2회 실시한다.

생활방식 개선하기

업무환경 개선하기	바른 자세연습	나쁜 자세습관 고치기
모니터 거리와 높이 위치 확인하기 마우스 키보드 위치 확인하기 의자 등받이 고정하기 허리 쿠션 사용하기	허리 근육 스트레칭 좌골 앉기 엉덩이 의자 끝에 붙이고 의자 등받이에 기대기	의자에 엉덩이 끝까지 안 붙이고 기대어 앉는 습관 구부정한 자세 양반다리

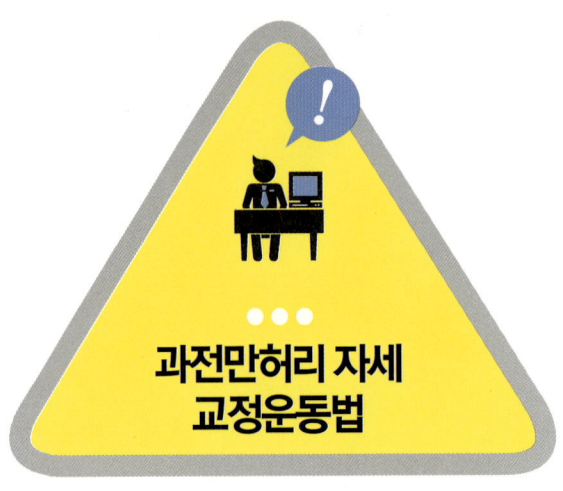

과전만허리 자세 교정운동법

이 자세는 지나치게 과한 허리 곡선을 유지하고 있고, 허리 근육은 항상 긴장해 있다. 허리를 젖히고 배를 앞으로 내민듯한 자세를 취하는 것이 특징인 과전만허리 자세는 보통 바른 자세로 착각하기 쉽다. 이 자세는 다음의 통증과 관련이 있다.

- 허리 근육이 지나치게 긴장해 있는 경우
- 오래 걸으면 허리가 아플 때
- 허리를 젖히는 자세에서 불편함을 느낄 때

과전만허리 자세는 등과 골반 자세와 관련이 있으므로 새우등 자세나 일자등 자세, 골반불균형 자세 교정운동을 함께 해주면 더욱 효과가 좋다.

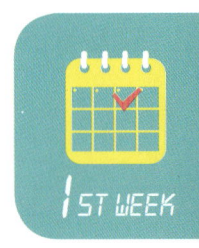

이완자세

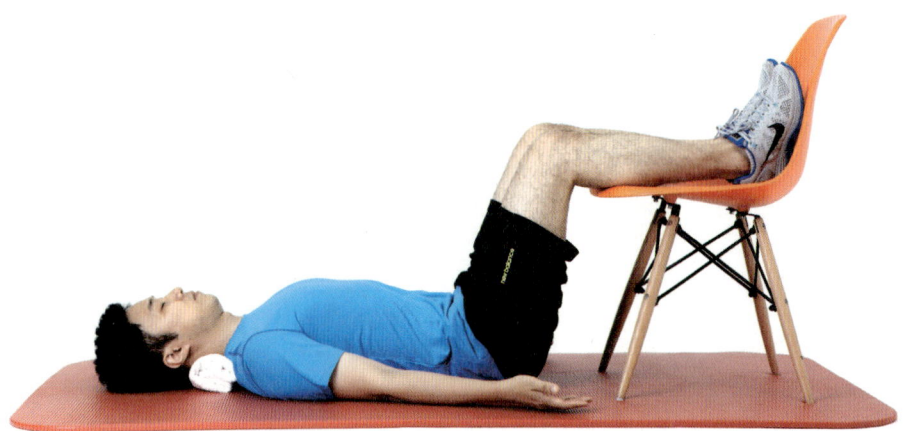

의자 위에 발 올리고 눕기

누운 자세에서 의자 위에 발을 올리고 허리를 바닥에 붙인다. 이때 손바닥은 하늘을 향하게 하고 머리 뒤에는 수건이나 낮은 베개를 받쳐준다. 첫날은 10분간 실시하고 둘째 날부터 15분간 실시한다.

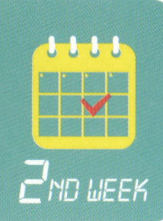

유연성 스트레칭

194~196쪽에서 다룬 스트레칭을 따라한 뒤 아래의 스트레칭을 실시한다.

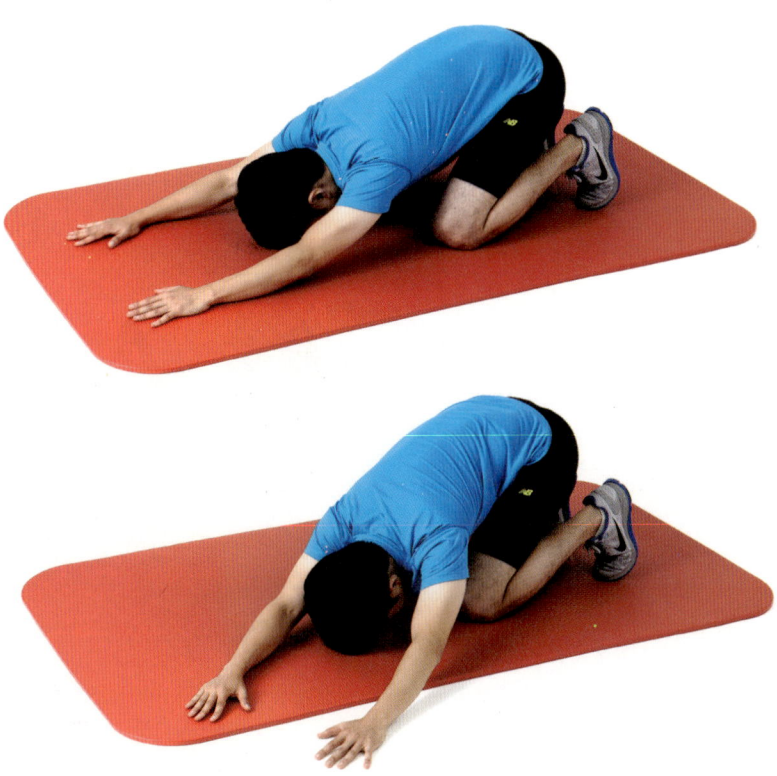

허리 스트레칭 변형자세

무릎을 구부린 자세에서 엉덩이를 뒤꿈치에 붙인다. 팔을 앞으로 뻗으며 상체를 한쪽으로 기울여 엎드린다. 이때 한쪽 허리가 늘어나는 느낌을 받을 것이다. 이 자세를 15초간 유지한다. 좌우 번갈아가며 2회 실시한다.

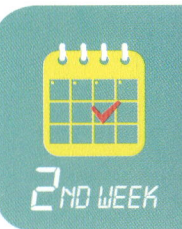

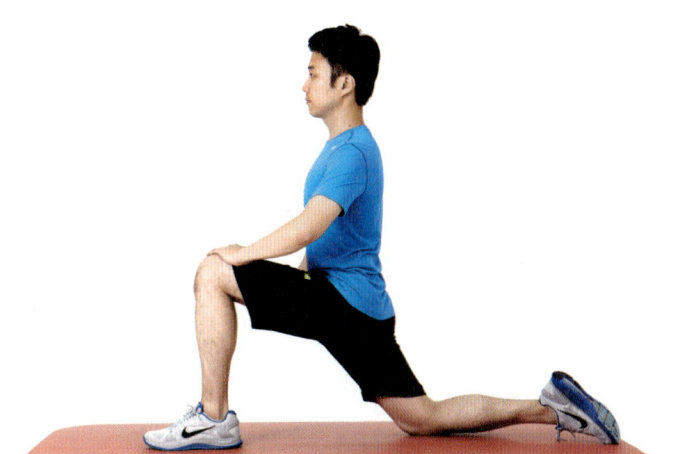

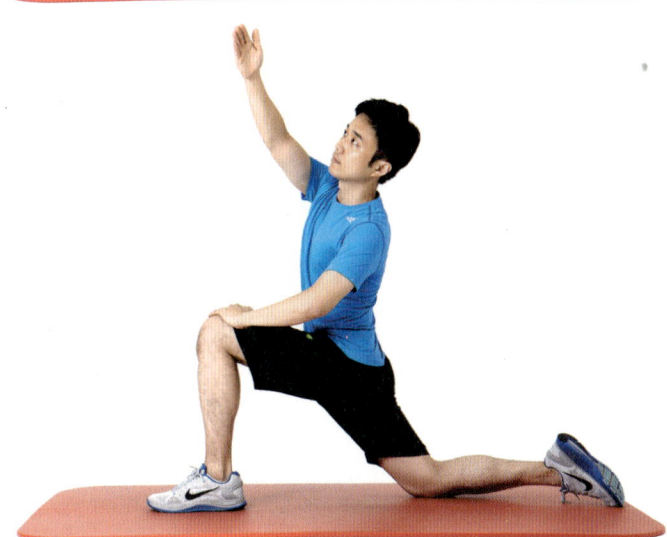

📅 장요근 스트레칭

한쪽 무릎을 앞으로 구부린다. 뒤로 뻗은 다리를 최대한 늘린 상태에서 같은 쪽 팔을 반대쪽 대각선 위로 뻗으며 몸통을 기울인다. 이때 허벅지와 골반 앞쪽이 당기는 느낌을 받을 것이다. 이 자세를 15초간 유지한다. 좌우 번갈아 가며 2회 실시한다.

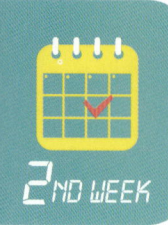

2ND WEEK

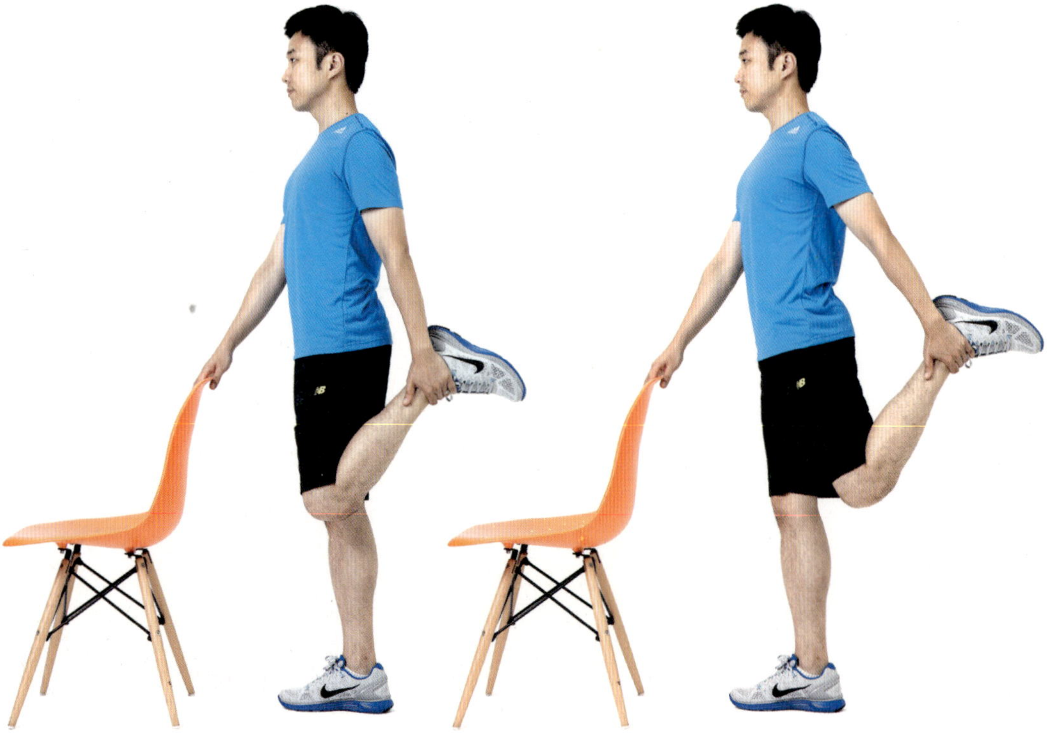

앞 허벅지 스트레칭

바로 선 자세에서 한쪽 무릎을 구부려 한손으로 발목을 잡는다. 아랫배에 힘을 주고 무릎을 펴면서 힘을 준다. 허벅지 앞이 당기는 느낌을 받을 것이다. 이 자세를 15초간 유지한다. 좌우 번갈아 가며 2회 실시한다.

재강화 근력운동

199쪽에서 다룬 운동을 따라한 뒤, 아래의 운동을 실시한다.

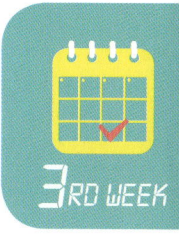
3RD WEEK

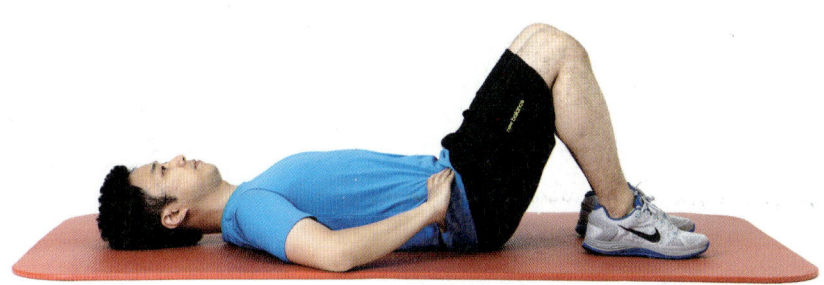

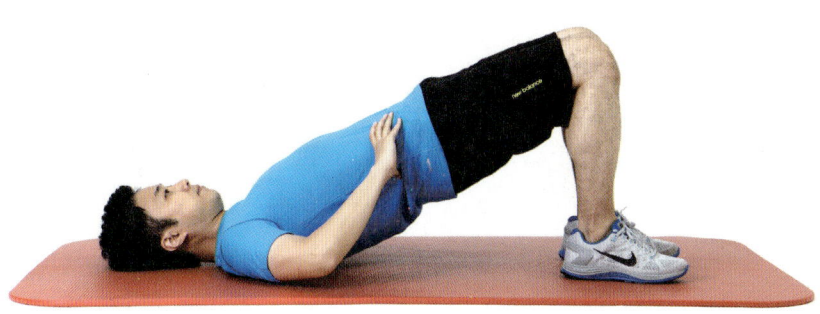

골반 들어 올리기 운동

누운 자세에서 무릎을 구부린다. 아랫배에 힘을 준 상태에서 엉덩이 근육에 힘을 주고 골반을 들어 올린다. 이때 발은 무릎 아래 위치하도록 한다. 엉덩이 근육과 항문을 동시에 조인 상태에서 3초간 유지하고 골반을 내린다. 10회 실시한다.

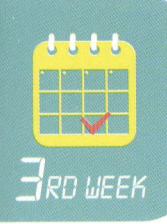

3RD WEEK

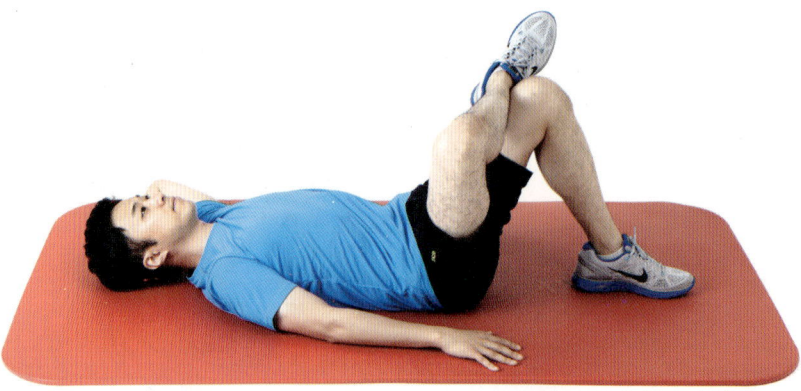

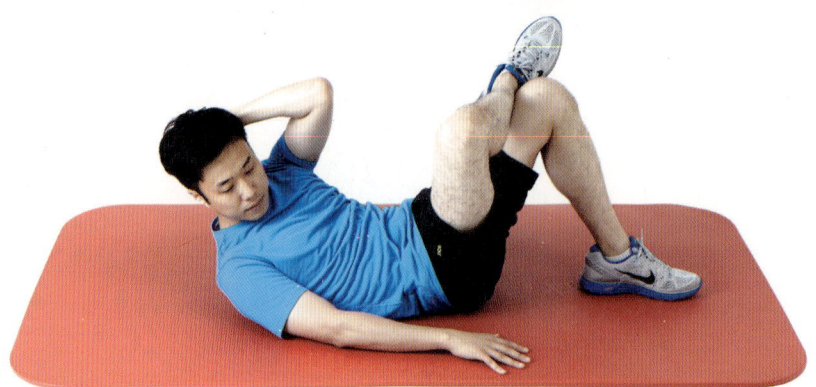

외복사근 운동

누운 자세에서 한쪽 발을 다른 쪽 무릎 위로 올린다. 손은 머리 뒤에 받힌 후, 팔꿈치가 반대편 무릎에 가까워지도록 몸을 일으킨다. 이때 골반이 바닥에서 떨어지지 않도록 주의한다. 이 자세를 3초간 유지한 뒤 상체를 내린다. 좌우 번갈아 가며 10회씩 실시한다.

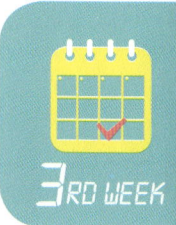

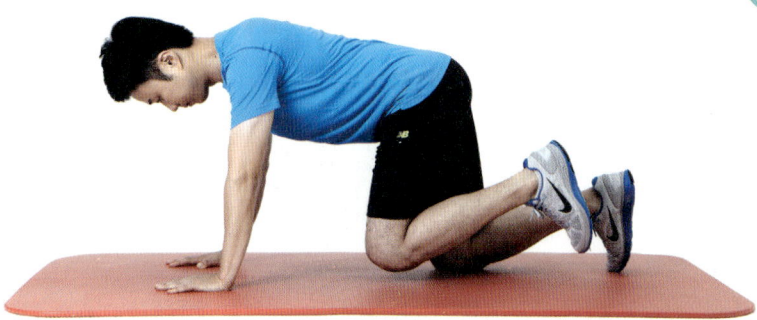

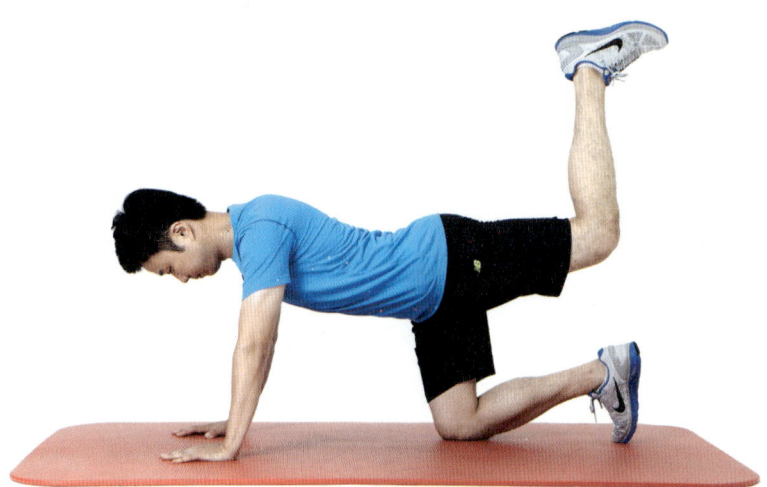

📅 대둔근 운동

네발 기기 자세를 취한다. 한쪽 다리의 무릎을 90도로 구부린 상태에서 반대쪽 다리는 위로 들어 올린다. 이때 정강이가 지면과 수직 방향이 되게 들어 올린다. 들어 올린 쪽 다리의 엉덩이에 힘이 들어가는 느낌을 받을 것이다. 이 자세를 3초간 유지한다. 좌우 번갈아 가며 10회 실시한다.

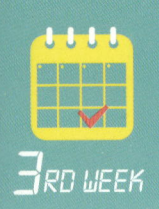

3RD WEEK

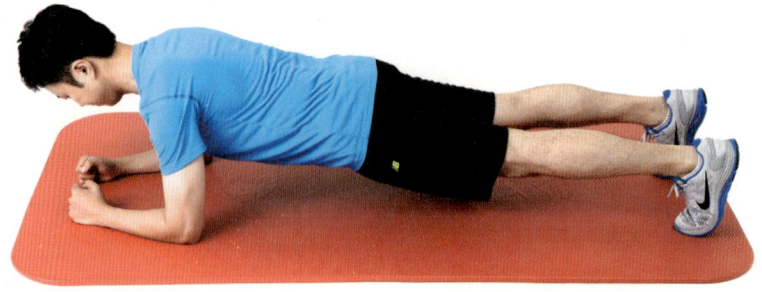

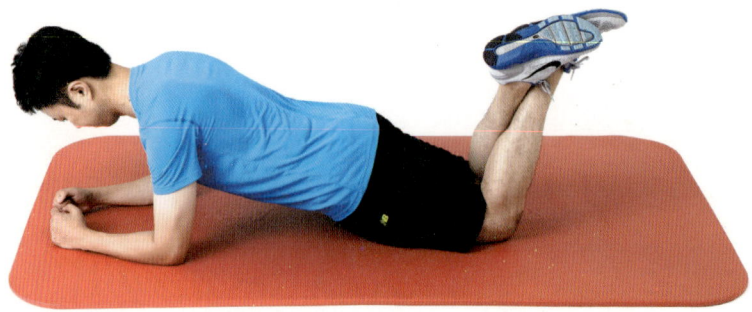

플랭크 운동

엎드린 자세에서 팔꿈치를 바닥에 붙인다. 이때 팔꿈치는 어깨 아래에 놓이도록 하고 어깨를 끌어내리며 발 앞부분을 구부린다. 배를 집어넣고 엉덩이에 힘을 주며 허벅지와 몸통이 일직선이 되도록 몸을 들어 올린다. 20초를 버틴다. 2회 실시한다. 이 동작이 힘들면 무릎을 구부리고 버티는 동작으로 실시하자.

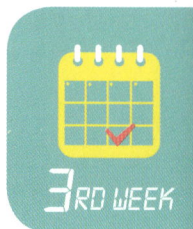

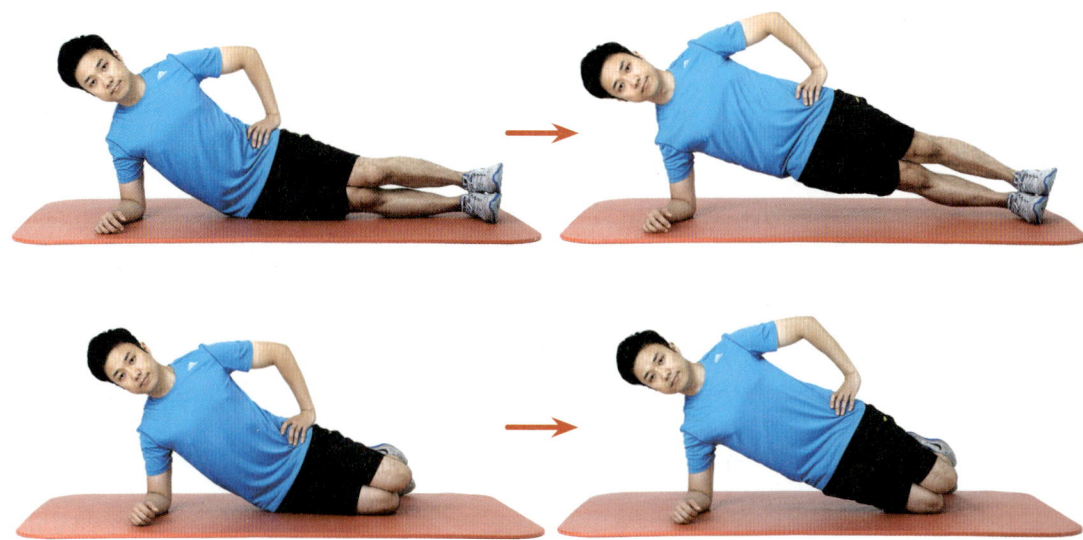

📅 사이드 플랭크 운동

옆으로 누운 자세에서 팔꿈치를 바닥에 놓고 기댄다. 팔꿈치가 어깨 아래에 놓이도록 하고 어깨를 끌어내린다. 발을 모아 가지런히 놓는다. 옆구리에 힘을 주며 옆으로 몸을 들어 올린다. 이때 몸통과 허벅지가 일직선이 되도록 유지한다. 10초를 버틴다. 좌우 번갈아 가며 2회 실시한다. 이 동작이 힘들면 무릎을 구부리고 실시한다.

생활방식 개선하기	업무환경 개선하기	바른 자세연습	나쁜 자세습관 고치기
	의자 높이 맞추기	배에 힘주고 허리 세우기 허리 근육 스트레칭 좌골 앉기	의자 등받이에 기대지 않고 허리 세우고 오래 앉기

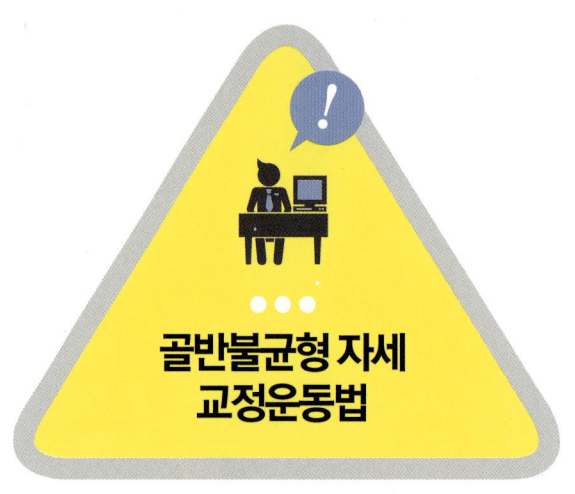

골반의 좌우가 틀어진 골반불균형 자세는 좌우 다리 길이가 다르거나 치마나 바지를 입을 때 옆으로 돌아가면 의심해봐야 한다. 또한 양쪽 엉덩이의 튀어나온 정도가 달라도 골반불균형 자세일 수 있다. 이 자세는 다음의 통증과 관련이 있다.

- 엉치뼈 쪽에서 시큰하고 어긋나는 듯한 통증이 느껴질 때
- 한쪽 허리와 골반이 아플 때
- 한쪽 엉덩이와 다리가 저릴 때
- 걷거나 달린 후 한쪽 무릎이 아플 때

골반불균형 자세는 허리 자세와 관련이 있으므로 일자허리 자세나 과전만 허리 자세 교정운동을 함께 해주면 더욱 효과가 좋다.

이완자세

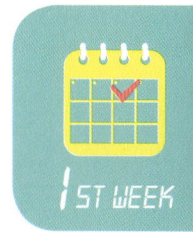
1ST WEEK

한쪽 다리만 의자에 올려놓기

의자에 한쪽 발을 올리고, 반대쪽 발은 바닥에 놓는다. 만약 유연성이 부족하여 바닥에 발을 놓는 자세가 어렵다면 발 뒤에 베개나 쿠션을 받쳐준다. 머리 뒤에는 얕은 베개를 받쳐준다. 이 자세를 5분간 유지한다. 좌우 번갈아 가며 매일 1회 실시한다.

수건 골반 교정

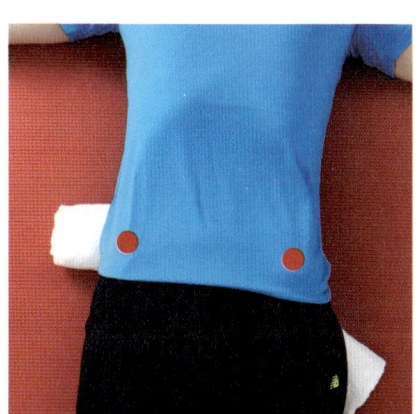

골반 통증이 심한 단계에서 하면 좋은 운동이다. 수건 2장을 돌돌 말아둔다. 바로 누운 자세에서 뒤꿈치를 붙이고, 다리가 긴 쪽과 짧은 쪽을 찾는다. 다리가 긴 쪽에는 엉덩이 아랫부분에 말은 수건을 대각선 방향으로 끼워 넣는다. 다리가 짧은 쪽에는 골반 뒤에 뼈가 만져지는 부분에 수평 방향으로 말은 수건을 끼워 넣는다. 수건을 넣는 깊이와 방향을 조금씩 조절하여 통증이 줄어드는 위치를 찾는다. 그 자세를 3분간 유지한다. 매일 1회 실시한다.

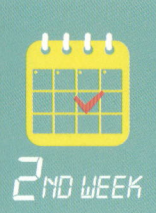

유연성 스트레칭

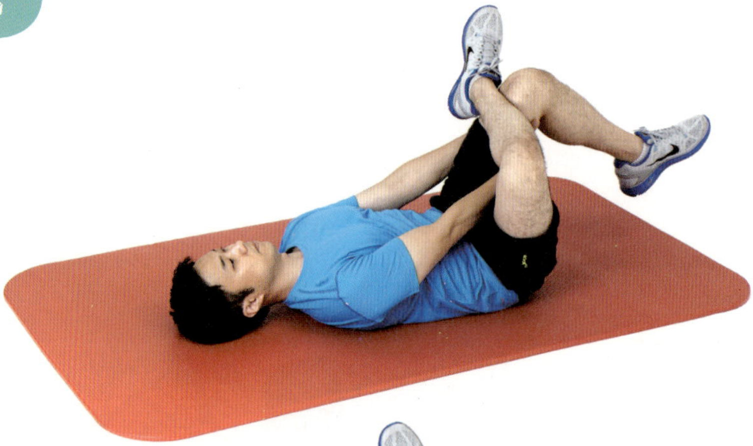

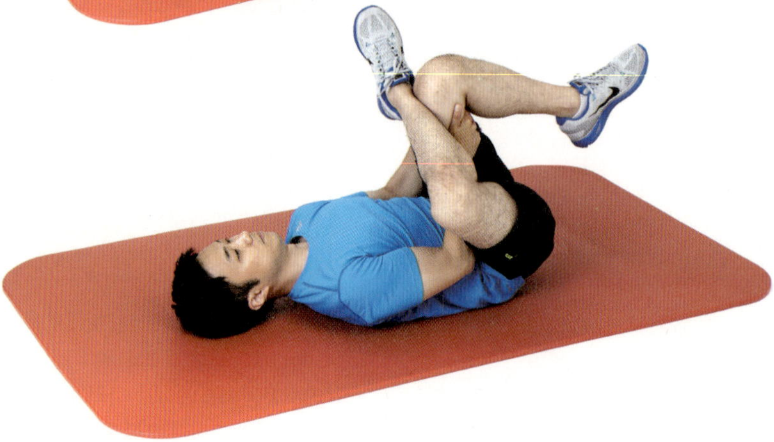

📋 이상근 스트레칭

한쪽 다리를 90도로 들어 올리고 누운 자세를 취한다. 반대쪽 다리를 양반다리 하듯이 들어 올린 뒤, 다리의 무릎에 걸쳐 올린다. 90도로 들어 올린 다리를 양팔로 잡고 가슴 쪽으로 무릎을 끌어당긴다. 걸쳐진 다리 쪽 엉덩이 부분이 당기는 느낌을 받을 것이다. 이 자세를 15초 유지한다. 좌우 번갈아가며 2회 실시한다.

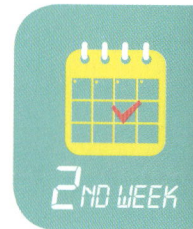

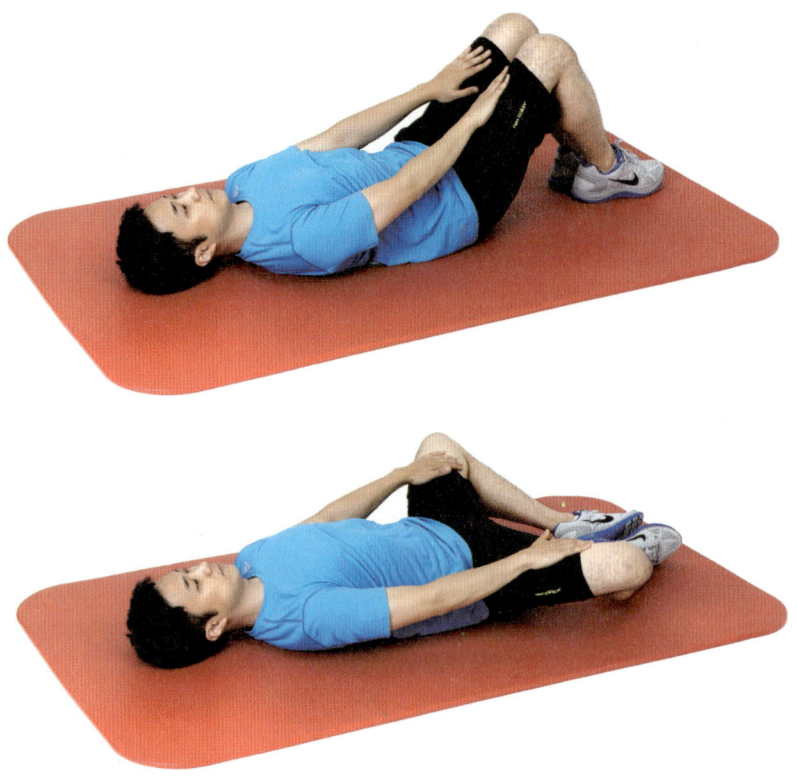

📅 내전근 스트레칭

바로 누운 자세에서 두발을 모으고 무릎을 구부린 자세를 취한다. 무릎을 모았다가 바닥을 향해 벌리면서 안쪽 허벅지를 늘려준다. 이때 손으로 무릎 안쪽을 잡고 더 벌려주면 좋다. 이 자세를 15초간 유지한다. 2회 실시한다.

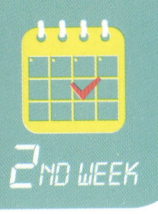
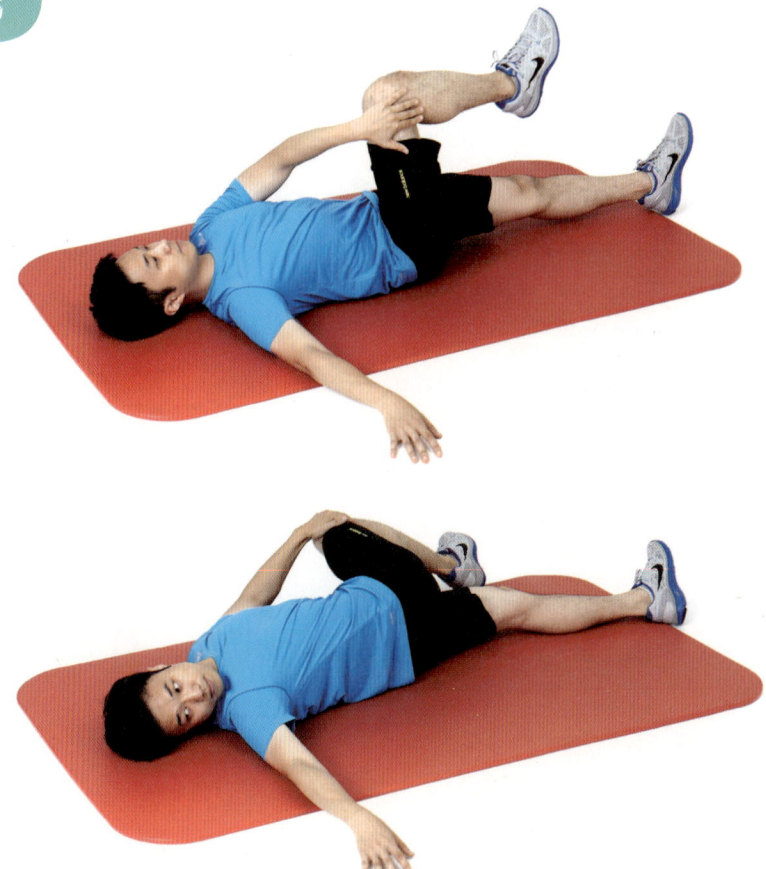

허리 회전 스트레칭

누운 자세에서 팔을 좌우로 뻗는다. 그 다음 무릎을 구부려서 90도로 들어 올린다. 반대쪽 손으로 들어 올린 무릎을 끌어당겨 허리와 골반을 비틀며 넘긴다. 이때 시선은 바닥에 놓인 손끝을 바라본다. 허리와 골반이 스트레칭 되는 느낌을 받을 것이다. 이 자세를 15초간 유지한다. 좌우 번갈아 가며 2회 실시한다.

재강화 근력운동

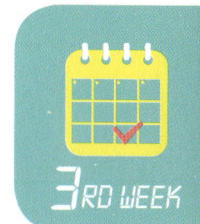

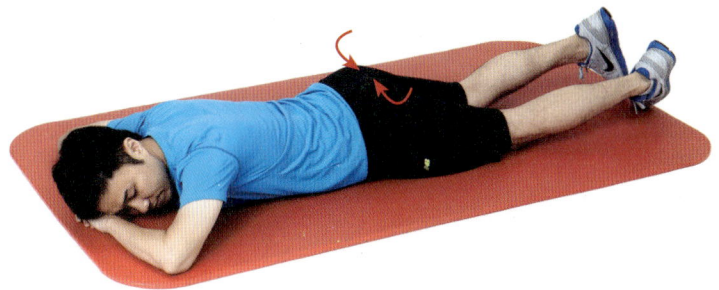

✅ 엉덩이 조이기

엎드린 자세에서 엉덩이와 항문에 힘을 준다. 엉덩이 근육이 조여지는 느낌을 받을 것이다. 이 자세를 3초간 유지한다. 10회 실시한다.

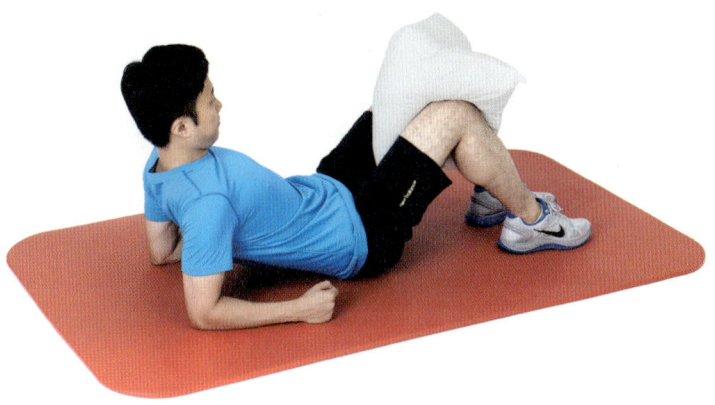

✅ 베개 조이기

누운 자세에서 팔꿈치를 기댄 후 상체를 약간 세워준다. 무릎을 구부린 다음 무릎 사이에 쿠션이나 베개를 놓고 지그시 조인다. 이 자세를 3초간 유지한다. 10회 실시한다.

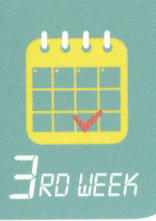

3RD WEEK

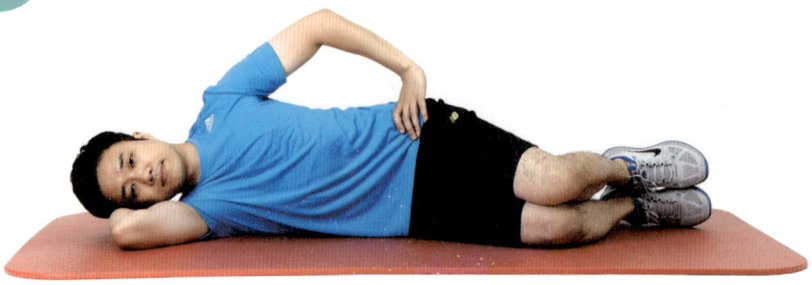

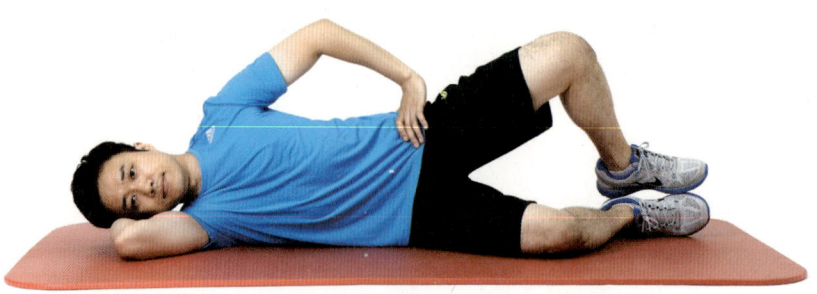

중둔근 운동

옆으로 누운 자세에서 무릎을 120도로 구부린다. 두발을 모은 상태에서 위에 놓은 다리의 무릎을 마치 조개가 입을 벌리듯이 천천히 벌리면서 들어 올린다. 이 자세를 3초간 유지했다가 천천히 무릎을 모아주면서 내린다. 좌우 번갈아 가며 10회 실시한다.

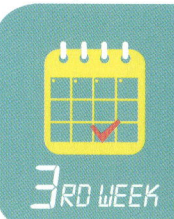

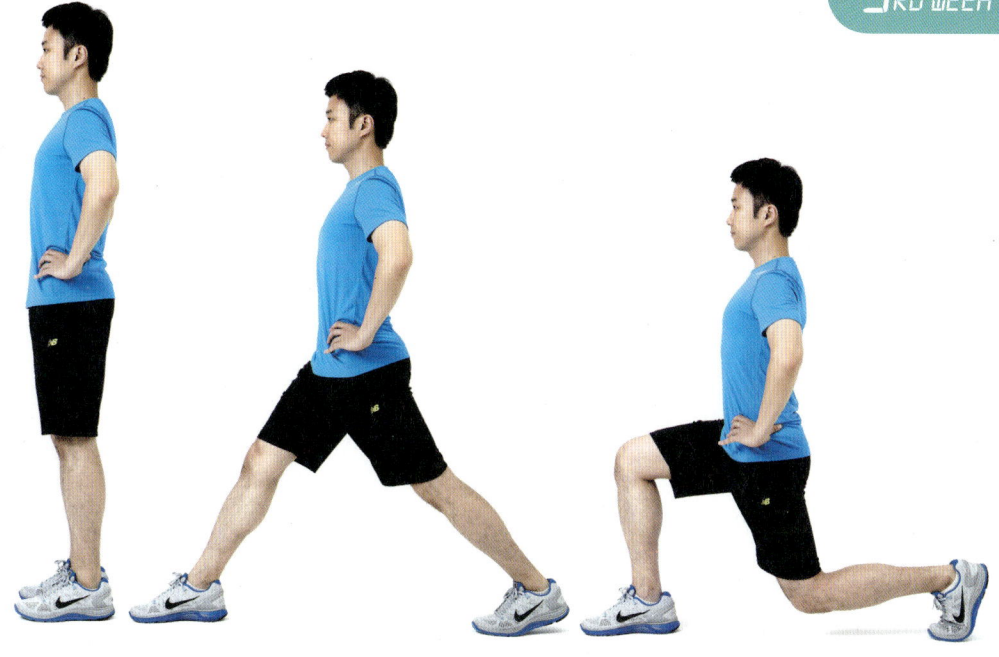

📅 런지 운동

발을 앞뒤로 벌려 선 자세를 취한다. 앞으로 내민 발쪽의 무릎을 구부려 90도로 만들고, 뒤쪽 무릎 역시 구부려 90도로 만든다. 이때 뒤쪽 무릎이 바닥에 닿지 않도록 하고, 앞쪽 무릎은 발보다 앞으로 나아가지 않도록 한다. 허벅지에 힘이 들어가는 느낌을 받을 것이다. 이 자세를 3초간 유지한다. 좌우 번갈아 가며 10회 실시한다.

생활방식 개선하기	업무환경 개선하기	바른 자세연습	나쁜 자세습관 고치기
	모니터를 가운데로 놓기 무릎이 들어갈 수 있도록 책상 아래 비워두기	좌골 앉기	한쪽으로만 다리꼬는 습관 기대어 앉는 습관 양반다리 바지 뒷주머니에 지갑 넣는 습관

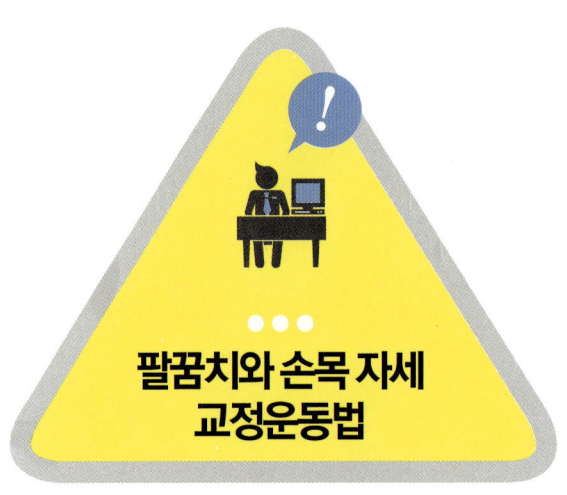

팔꿈치와 손목 자세 교정운동법

팔꿈치와 손목은 자세변형으로 인한 통증보다는 잦은 사용으로 인해 통증이 생긴다. 이런 이유로 특별한 자세변형을 관찰할 필요는 없다. 다음의 통증과 관련이 있다.

- 손목이 욱신거리고 아플 때
- 손목을 움직이면 통증이 느껴짐
- 작업을 오래한 뒤 사용한 손목과 손가락이 붓고 염증이 생길 때
- 팔꿈치 바깥쪽이 아플 때

팔꿈치와 손목은 어깨 자세와 관련이 있으므로 굽은 어깨 자세 교정운동을 함께 해주면 더욱 효과가 좋다.

재강화 근력운동

첫 번째 주는 되도록 손목을 사용하지 않도록 하자.
두 번째 주는 직장인을 위한 1분 오피스 운동법을 참고하자.

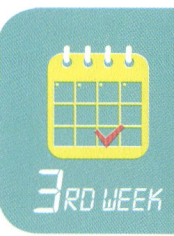
3RD WEEK

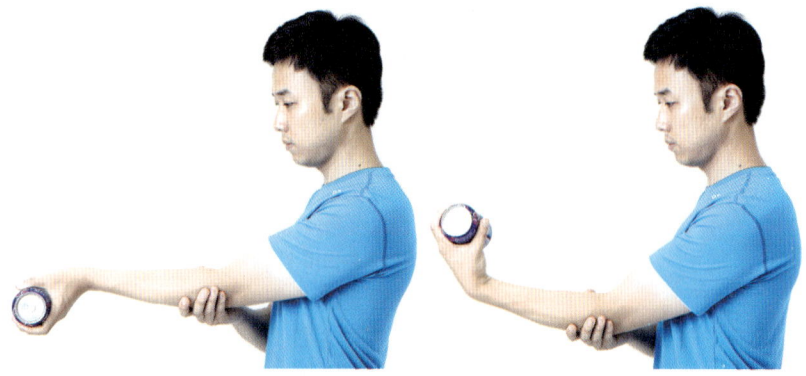

손목 구부리기 운동

음료수 캔이나 가벼운 덤벨을 잡고 손바닥이 위로 가게 한 다음 손목을 위로 구부린다. 구부린 상태에서 3초간 유지한 뒤 천천히 캔을 내려준다. 10회 실시한다.

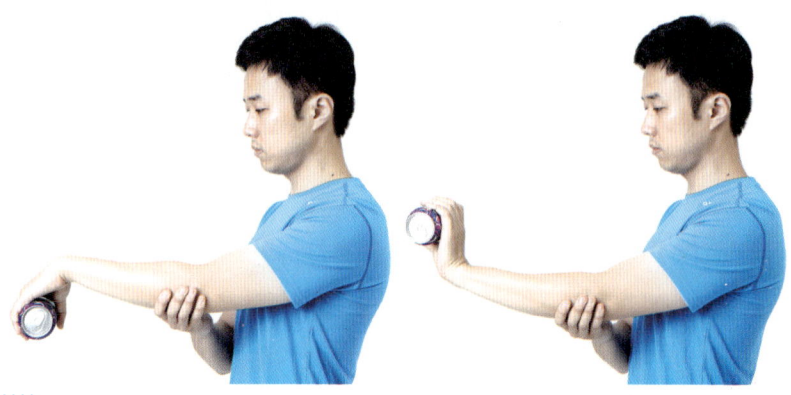

손목 젖히기 운동

음료수 캔이나 가벼운 덤벨을 잡고 손등이 위로 가게 한 다음 손목을 위로 젖혀준다. 젖힌 상태에서 3초간 유지한 뒤 천천히 캔을 내린다. 10회 실시한다.

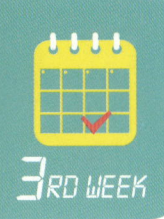

3RD WEEK

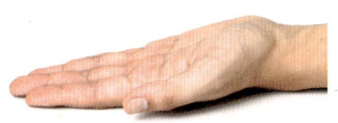 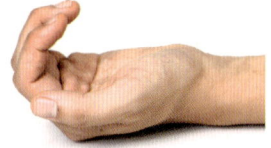 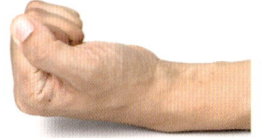

📅 손끝 말아 쥐기 운동

손바닥이 천장을 향하도록 책상 위에 손을 올려놓는다. 손끝부터 공간이 최대한 생기지 않도록 하며 멍석을 말듯이 천천히 주먹을 말아 쥐었다, 다시 손바닥을 편다. 5회 실시한다.

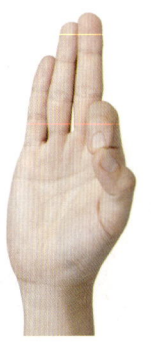 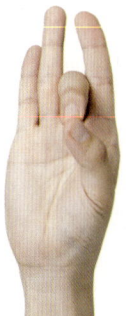 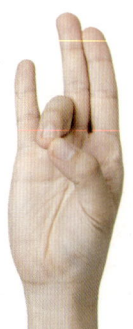 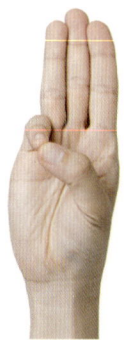

📅 OK 운동

엄지손가락을 검지손가락에서 새끼손가락까지 순서대로 동그라미를 그린다. 마치 OK 동작을 한다고 생각하며 실시하라. 엄지손가락을 검지손가락부터 새끼손가락까지 동그라미를 그리는 것을 1세트로 하여 좌우 번갈아 가며 10세트 실시한다.

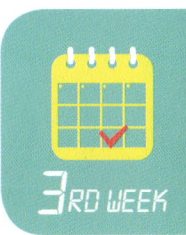
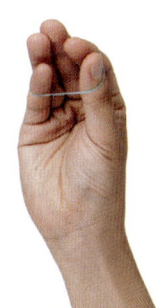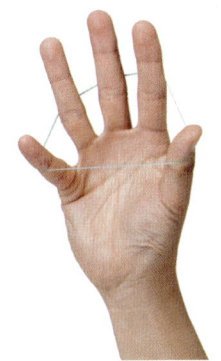

📅 고무밴드 펴기 운동

엄지손가락에서 새끼손가락까지 손가락 마디에 고무밴드를 건다. 다섯손가락을 쫙 펴준다. 이 자세를 3초간 유지한다. 10회 실시한다.

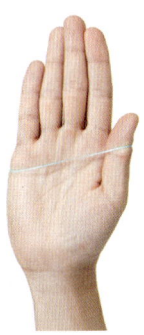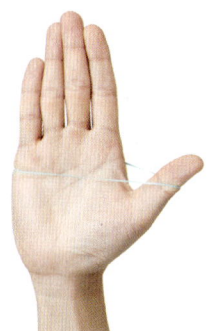

📅 고무밴드를 이용해 엄지손가락 펴기 운동

고무밴드를 손등에 걸어준다. 네 손가락은 붙인 상태에서 엄지손가락만 옆으로 편다. 이 자세를 5초간 유지한다. 5회 실시한다.

생활방식 개선하기	업무환경 개선하기	바른 자세연습	나쁜 자세습관 고치기
	의자 높이 조정하기 키보드 마우스 사용 시 손목 중립자세 유지하기 손목 보호쿠션 사용하기	어깨 펴기 티슈통 자세 교정법	휴식과 스트레칭 규칙적으로 실시하기

리프레시 자세 교정운동법	거북목 자세 교정운동법	새우등 자세 교정운동법	일자등 자세 교정운동법	굽은 어깨 자세 교정운동법
이완자세	머리 늘어뜨리기 ☞ p.153 머리늘어뜨리기 변형자세 ☞ p.153	등 교정자세 ☞ p.163	보아뱀 자세 ☞ p.171	Y자 자세 ☞ p.179 포크 자세 ☞ p.179
유연성 스트레칭	뒷목 스트레칭 ☞ p.154 목빗근 스트레칭 ☞ p.154 어깨 스트레칭 ☞ p.155 목회전근 스트레칭 ☞ p.155 어깨올림근 스트레칭 ☞ p.156 사각근 스트레칭 ☞ p.157	큰 가슴 근육 스트레칭 ☞ p.164 작은 가슴 근육 스트레칭 ☞ p.164 백조 스트레칭 ☞ p.165 누워서 가슴 열기 ☞ p.166	등 스트레칭 ☞ p.172 능형근 스트레칭 ☞ p.172	어깨 늘리기 ☞ p.180 손가락 사다리 스트레칭 ☞ p.181 대원근 스트레칭 ☞ p.182 광배근 스트레칭 ☞ p.182 견갑하근 스트레칭 ☞ p.183 이두근 스트레칭 ☞ p.183
재강화 근력운동	턱 당기기 변형자세 ☞ p.158 머리 밀기 – 앞뒤 방향 ☞ p.159 머리 밀기 – 옆 방향 ☞ p.160 머리 밀기 – 회전 방향 ☞ p.160 날개뼈 조이기 ☞ p.161	체어 딥스 운동 ☞ p.167 중부승모근 운동 ☞ p.168 코브라 자세 ☞ p.168 하부승모근 운동 ☞ p.169	앞전거근 운동 ☞ p.173 앞전거근 운동 변형자세 ☞ p.174 부분 윗몸일으키기 ☞ p.175 플라이Fly 운동 ☞ p.176	외회전근 운동 ☞ p.184 풀캔Full Can 운동 ☞ p.185 삼두근 운동 ☞ p.186 월 엔젤Wall Angel 운동 ☞ p.187

일자허리 자세 교정운동법	과전만허리 자세 교정운동법	골반불균형 자세 교정운동법	팔꿈치와 손목 자세 교정운동법
목과 허리에 수건 받치기 ☞ p.189	의자 위에 발 올리고 눕기 ☞ p.201	한쪽 다리만 의자에 올려놓기 ☞ p.211	
보아뱀 변형자세 ☞ p.189		수건 골반 교정 ☞ p.211	
골반 기울이기 (기본동작) ☞ p.190	허리 스트레칭 변형자세 ☞ p.202	이상근 스트레칭 ☞ p.212	
뒤허벅지 스트레칭 ☞ p.191	장요근 스트레칭 ☞ p.203	내전근 스트레칭 ☞ p.213	
허리 스트레칭 ☞ p.191	앞 허벅지 스트레칭 ☞ p.204	허리 회전 스트레칭 ☞ p.214	
고양이등 스트레칭 (기본동작) ☞ p.192			
엉덩이 스트레칭 ☞ p.193			
복부 스트레칭 (일자허리 II 추천동작) ☞ p.194			
팔다리 교차 들기 운동 (기본동작) ☞ p.195	골반 들어올리기 운동 ☞ p.205	엉덩이 조이기 ☞ p.215	손목 구부리기 운동 ☞ p.219
고관절 굴곡근 운동 ☞ p.196	외복사근 운동 ☞ p.206	베개 조이기 ☞ p.215	손목 젖히기 운동 ☞ p.219
하복부 운동 (일자허리 II 추천동작) ☞ p.197	대둔근 운동 ☞ p.207	중둔근 운동 ☞ p.216	손끝 말아 쥐기 운동 ☞ p.220
슈퍼맨 운동 (일자허리 I 추천동작) ☞ p.198	플랭크 운동 ☞ p.208	런지 운동 ☞ p.217	OK 운동 ☞ p.220
월 스쿼트 Wall Squat 운동 ☞ p.199	사이드 플랭크 운동 ☞ p.209		고무밴드 펴기 운동 ☞ p.221
			고무밴드를 이용해 엄지손가락 펴기 운동 ☞ p.221

하루 평균 책상 앞에 앉아 있는 8시간!
여러분의 자세는 어떠십니까?
GONGSIN PAD

공신패드는 사용자가 원하는 책상에 부착하여 가슴과 팔꿈치를 지지해 줌으로서 척추의 하중을 분산시키고 편안한 바른 자세를 유지시켜 줍니다. 척추 건강을 지켜줌과 동시에 집중력 향상에 도움을 드립니다.

자세부터 잡고 갑시다!
현대인은 평균 8시간을 책상 앞에 앉아 있습니다.
책상앞 여러분의 자세는 어떠십니까?

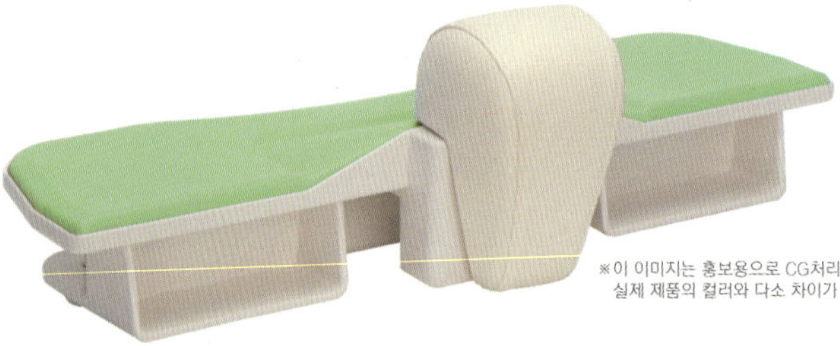

※ 이 이미지는 홍보용으로 CG처리된 이미지이므로 실제 제품의 컬러와 다소 차이가 있을 수 있습니다.

30% 구매고객 감사 이벤트!
공신패드 구매 시
30% 할인 혜택을 드립니다!

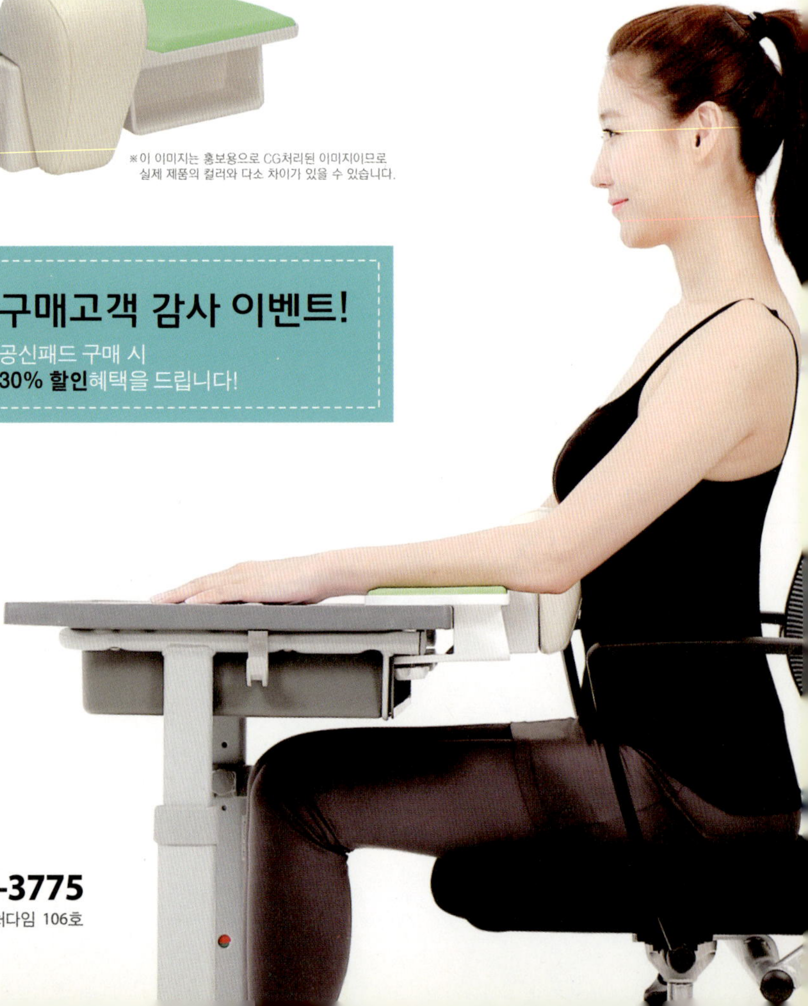

Value
생각을 가치로 만드는 기업
(주)생각을가치로
T. 070-4351-3775
경기도 안양시 동안구 흥안대로 415 두산벤처다임 106호

02:00　　　　04:30　　　　06:30　　　　　　09:30

08:00　　　　　　　　　　11:00　　　　　　　12:30

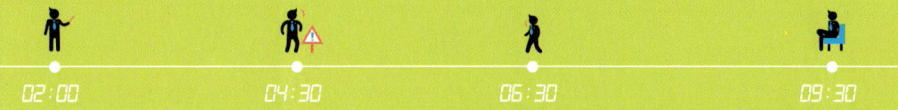

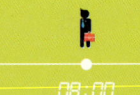

08:00 11:00 12:30